CHRISTIAN
BOUKARAM

Il potere anticancro delle emozioni

Da un medico oncologo,
un nuovo sguardo sull'insorgenza
e la cura della malattia

Traduzione di Fabrizia Berera

Titolo dell'opera originale
LE POUVOIR ANTICANCER DES ÉMOTIONS

Traduzione dal francese di
FABRIZIA BERERA

Prima edizione nell'"Universale Economica" – SAGGI
settembre 2014
Quarta edizione marzo 2017

Stampa Nuovo Istituto Italiano d'Arti Grafiche - BG

ISBN 978-88-07-88529-7

Indice

Questo libro è dedicato a mio padre
che mi ha insegnato che la medicina
è nello stesso tempo una scienza e un'arte

Nota dell'Autore

Questo libro, concepito in modo da essere accessibile a tutti, è diviso in tre parti.

I primi sei capitoli sono teorici ed espongono diverse teorie recenti che contribuiscono ad ampliare lo spettro delle conoscenze sull'uomo e il cancro. Per questa ragione alcune delle nozioni presentate possono risultare destabilizzanti o difficili da comprendere di primo acchito. Il lettore è dunque invitato a leggerle e a rileggerle secondo i propri tempi.

I capitoli dal 7 al 10 affrontano alcuni problemi pratici e danno diversi consigli "anticancro" che le persone di ogni età, desiderose di migliorare le loro prospettive di salute, possono far propri nella vita quotidiana. Il lettore può leggerli nell'ordine che preferisce, secondo le sue necessità.

Il capitolo 11 si sforza di aprire nuove prospettive sul cancro, sulla base delle nozioni illustrate nei capitoli precedenti e delle varie teorie oncologiche.

Il testo riporta anche testimonianze di pazienti che ho incontrato e che hanno superato pronostici sfavorevoli, grazie a un approccio nuovo fondato sulla consapevolezza. I nomi di questi pazienti affetti dal cancro sono tutti veri, con la sola eccezione di Michel Lemeilleur, che per ragioni personali ha scelto di conservare l'anonimato.

Infine, questo testo è il risultato di numerose ricerche e anche delle mie osservazioni cliniche. I dati riportati si basano su numerosi articoli scientifici che, per motivi di rigore scientifico e di trasparenza, sono dettagliatamente riportati nelle note bibliografiche finali.

Dottor Christian Boukaram

INTERNET: drboukaram.com
TWITTER: twitter.com/drboukaram
FACEBOOK: facebook.com/drboukaram

Prefazione

Questo libro non parla di pensiero magico. Raccomanda invece di essere realisti di fronte alla morte e alla malattia. Non tenta di identificare l'origine del cancro, né propone una cura miracolosa o un ritrovato immunologico infallibile; cerca, piuttosto, di evidenziare gli ostacoli che possono rendere difficile la comprensione di una malattia che colpisce sempre più persone. Questo libro non tratta solo di emozioni ma anche della coscienza e della connessione mente-corpo. È in linea con l'importante svolta che si è verificata in campo oncologico grazie all'oncologia integrativa, che s'interessa del trattamento medico del cancro, ma anche del "terreno" della malattia e, di conseguenza, della prevenzione, come pure della qualità della vita dopo il trattamento[1]. La mia intenzione è di aprire una nuova prospettiva alla luce delle recenti scoperte scientifiche, che dimostrano che i geni non sono il nostro destino e che il DNA interagisce con lo stato mentale.

È vero che la letteratura scientifica è complessa e spesso soggetta a interpretazione, ma molti studi recenti mostrano che non possiamo più fare la guerra alle cellule tumorali senza tenere conto dell'ambiente in cui evolvono. È stato recentemente dimostrato che tale ambiente comprende la sofferenza psichica e i suoi mediatori chimici, come l'adrenalina, che possono attivare direttamente i geni associati alle cellule tumorali[2-9]. Coloro che restano legati ai vecchi studi negativi (cioè quelli che non sono riusciti a dimostrare questa relazione) trascurano la grande quantità di studi positivi, tra cui una recente metaanalisi[10] e un nuovo studio dell'Università dell'Ohio. Quest'ultimo, condotto su 227 pazienti per un periodo di undici anni, ha dimostrato che le terapie di sostegno psicologico possono aumentare il tempo di sopravvivenza dei malati di cancro e ridurre il rischio di recidive[11-12]. I pazienti che hanno "sfidato" le statistiche mediche nonostante la prognosi infausta sono qui a dimostrarlo; gli strumenti statistici di cui dispone la scienza moderna sono limitati e non permettono di valutare l'uomo in tutta la sua complessità. Secondo il modello della medicina integrata, siamo esseri dalle svariate sfaccettature: fisiche, emotive, spirituali.

Anche se queste recenti scoperte stanno aprendo nuove strade molto promettenti, occorre però insistere su alcuni punti importanti:

1. Il cancro è una malattia complessa e multifattoriale. Il cancro non è una malattia psicologica e lo "stress" non è una causa di cancro.
2. Anche la gente felice muore. La morte non è un fallimento, e il cancro neanche. Vivere con il cancro è un'arte che s'impara lentamente. Bisogna soprattutto non farsi stressare per diventare "zen".
3. Non esiste una formula magica per il benessere e solo i trattamenti medici possono portare alla guarigione. Il benessere può attenuare il dolore e gli effetti collaterali delle terapie, migliorarne la tollerabilità, incidere sullo stile di vita e intervenire nel processo di autoguarigione, ma non può guarire il cancro.
4. Gli approcci terapeutici complementari presentati in questo libro, come l'ipnosi, i massaggi, lo yoga e la meditazione, sono stati scientificamente convalidati e sono già accessibili all'interno delle più grandi istituzioni oncologiche[13-15]. La maggior parte dei pazienti li sta già utilizzando, perché apprezza la possibilità di partecipare alla propria terapia[1,16]. Queste metodiche complementari "naturali" non hanno nulla a che vedere con le alternative inefficaci e persino dannose proposte da alcuni "ciarlatani"; è stato inoltre dimostrato che possono ridurre i costi dell'assistenza sanitaria e del ricovero ospedaliero[1,17]. Detto questo, se è vero che non offrono una garanzia di successo, ricordiamoci che lo

> stesso vale per i trattamenti cosiddetti "convenzionali", per i quali i medici raramente si spingono a fare promesse di guarigione...

Sono un oncologo e sono orgoglioso di lavorare ogni giorno per il perfezionamento delle tecniche che trattano il cancro, ma sono anche convinto che otterremmo dei vantaggi se modificassimo alcune convinzioni al fine di migliorare la qualità delle cure somministrate ai pazienti. Ci sono prove sufficienti che dimostrano che il malessere non solo nuoce alla qualità della vita, ma può anche influenzare negativamente i risultati medici. Come medico, sono fermamente convinto che ignorando le informazioni emerse dalle ultime ricerche andrei contro il mio *dovere*.

Accompagnato dai suoi cinque sensi, l'uomo esplora l'universo che lo circonda e battezza la sua avventura: Scienza.

– Edwin P. Hubble, astronomo

Introduzione

Siamo all'alba di una rivoluzione della coscienza; certo quella scientifica è già iniziata. Anche se abbiamo ampiamente spiegato la parte materiale del corpo, siamo giunti a percepire appena il vasto, intangibile campo magico di cui fa parte. Scienze come l'epigenetica e la fisica quantistica scuotono le fondamenta della vita come pensiamo di conoscerla; mettono in discussione molte verità sino a oggi considerate assolute, offuscando alcune credenze, permettendo tuttavia di chiarire alcuni misteri dibattuti da molti anni. Questa rivoluzione apre dunque la porta dell'evoluzione.
Ci sono due verità di cui sono sempre assolutamente certo:

1. Non esiste nulla di più importante che amare (... e fare l'amore).

2. Tutti noi moriremo: voi, io, i ricchi, gli atleti e anche le superstar di Hollywood... tutti quanti.

Se non siete d'accordo con me sul primo punto, non è grave. Possiamo bere qualcosa insieme e nel frattempo discutere in modo approfondito del nostro compito su questa terra: amare, creare o conoscere?

Il secondo punto mi sembra, invece, indiscutibile, poiché accettare la morte equivale ad accettare la vita. In tutta franchezza, se siete allergici all'idea della morte, avrete qualche difficoltà a comprendere questo libro.

In ogni caso, spero che il cancro non diventi il vostro campanello d'allarme.

OPS... L'HO DETTO!

Questa famosa parola che inizia con la lettera C è diventata sinonimo di sofferenza, di lotta e di sopravvivenza. Le statistiche recenti mostrano che una persona su tre potrebbe morirne. Siamo veramente delle vittime? Se sì, vittime di chi o di cosa? Che cos'è questa malattia con esattezza, e perché non l'abbiamo ancora sconfitta?

N.B. Per non appesantire il testo, le cellule cancerogene saranno a volte chiamate "cellule negative", in ragione della loro carica elettrica[1].

Capitolo 1

La storia del re

C'era una volta un reame chiamato Valle Giovane. Il re Imaggio vi regnava pacificamente da molti anni e la popolazione lo adorava e lo idolatrava. Era un uomo giusto, dal cuore d'oro. Amava servire il suo popolo e prestava ascolto ai suoi bisogni. In cambio, la gente lo serviva volentieri, per ringraziarlo delle sue attenzioni. Era un'epoca prospera e, sotto il suo regno, il paese era rifiorito. La popolarità del re era tale che anche gli abitanti dei regni vicini lo rispettavano. La vita a Valle Giovane era magnifica, fino al giorno in cui un terribile evento sconvolse il regno. La fidanzata di Imaggio, la sua promessa sposa, l'amore della sua vita, cadde vittima di un tragico incidente. Da allora, nel regno si stabilì il terrore. Il re pianse per mesi e il suo cuore s'indurì.

"Come ha potuto Dio, se esiste veramente, fare questo a me, a Imaggio?"

Il re si lasciò abbattere dal dolore e rifiutò qualsiasi aiuto. Allontanò da sé le persone che lo circondavano e divenne profondamente egoista. "La vita è dura e ingiusta" rimuginava in continuazione.

In capo a qualche anno le ripercussioni furono spaventose. La popolazione soffriva enormemente, ma il re si rifiutava di ascoltarla e continuava a moltiplicare tasse e balzelli. Diede ordine alle sue guardie di imprigionare chiunque si ribellasse alla sua autorità. Un regime autoritario gravava ora su Valle Giovane, dove le necessità della popolazione erano completamente trascurate. Molti morivano di fame, mentre gli altri lottavano per sopravvivere e per soddisfare la volontà del re.

Un giorno Minak, un giovane che aveva perso molte persone care durante questa crisi, decise che ne aveva abbastan-

za e che il re aveva passato il limite. Discendente di una tribù di guerrieri, mise insieme una banda di rivoltosi che, animati dall'odio, si riunivano segretamente in una grotta tutte le notti. Elaborarono un piano segreto d'attacco per moltiplicare le loro forze, allo scopo di ingannare le guardie e detronizzare Imaggio. "Meritiamo di essere felici!" gridavano.

La guerra durò diversi mesi. Alla fine i rivoluzionari guidati da Minak assediarono il palazzo. Le guardie di Imaggio capitolarono e i rivoluzionari proclamarono la vittoria. Minak si dichiarò re di Valle Giovane... ormai divenuta Valle Morta.

Che destino tragico! Ma che cosa rappresentano il re, il regno, le guardie, Minak? E qual è l'utilità di questa storia?

Il regno rappresenta il nostro corpo, un insieme di cellule che vivono in armonia; affinché ciò avvenga bisogna che le loro necessità siano soddisfatte e che si verifichino le condizioni adeguate. Chi decide di queste condizioni?

Il re è la nostra coscienza, ciò che governa i nostri pensieri, le nostre scelte, emozioni e credenze. Il re dirige il nostro regno; è il capo che influenza l'insieme delle cellule, in altri termini siamo noi stessi.

Quanto alle guardie, sono le cellule del sistema immunitario; difendono il nostro corpo contro gli intrusi e i ribelli.

Minak personifica la cellula negativa che dà vita all'armata dei rivoluzionari, i quali rappresentano il cancro.

Il piano segreto è un cambiamento nel DNA.

CAPITOLO 2

Protocolli di oncologia

Una persona su due, nel corso della vita, rischia di ammalarsi di cancro. Questa malattia è spesso curabile e abbiamo sviluppato degli eccellenti trattamenti per combatterla, come la chirurgia, la radioterapia, la chemioterapia, l'ipertermia, la crioterapia, l'ormonoterapia e l'immunoterapia.

Oggi che il cancro viene diagnosticato relativamente presto, sono possibili molte soluzioni. Le tecniche per combatterlo progrediscono di giorno in giorno, grazie agli sforzi di medici e chirurghi dediti a questa causa.

Come funzionano questi trattamenti? La chirurgia elimina il cancro asportandolo; l'ormonoterapia taglia ciò di cui si alimenta; l'immunoterapia stimola il sistema immunitario. Sostanzialmente, tutti gli altri trattamenti hanno lo scopo di distruggere o di uccidere il maggior numero possibile di cellule cancerogene. Si sganciano delle bombe e s'incrociano le dita. Eh sì, come disse il presidente Nixon nel 1971, l'umanità ha dichiarato guerra a questa malattia.

Ciò significa che ora siamo al sicuro? Non proprio. Nel 1971 Nixon aveva promesso di trovare un trattamento efficace in capo ai successivi cinque anni. L'incidenza del cancro non è mai diminuita. I più fortunati ne escono senza troppi danni; gli altri superstiti soffrono di postumi ed effetti secondari a volte considerevoli, che nuocciono alla qualità della vita.
I problemi sono i seguenti:

1. I trattamenti danneggiano non solo le cellule cancerogene, ma anche le cellule normali del corpo, causando conseguenze nefaste o intossicazioni a breve, medio e lungo termine.

2. Quando questi trattamenti non funzionano, il cancro ricompare spesso in forma più aggressiva. In altre parole, le cellule negative sviluppano degli stratagemmi per resistere ai trattamenti, così come i batteri sviluppano una resistenza agli antibiotici (neppure questa guerra è stata mai vinta). Una volta che la prima battaglia è stata persa, le cellule ritornano, ancora più "negative", con tattiche migliori; sono capaci di incassare forti colpi e poi di rialzarsi e proseguire la loro missione.

Che cosa fare, allora? In realtà, la misura più efficace è la prevenzione: agire prima che il cancro si manifesti, agire sui fattori di rischio conosciuti (tab. 2.1) oppure diagnosticare la malattia in stadi precoci e curabili.

Tabella 2.1[1] *Fattori di rischio per l'insorgenza del cancro.*

Tabagismo
Consumo di alcol
Regime alimentare inadeguato
Mancanza di attività fisica
Esposizione a sostanze cancerogene: amianto, vernici, prodotti chimici, ecc.
Infezioni e infiammazioni croniche
Immunodepressione
Reflusso gastrico
Esposizioni a radiazioni (raggi X, gamma, UV-C, ecc.)
Precedenti familiari

Le persone a rischio a causa di abitudini malsane, del loro passato, dell'età, ecc., devono sottoporsi regolarmente a esami di routine che includono la mammografia, l'esame ginecologico (Pap test), la palpazione rettale e gli esami endoscopici (effettuati introducendo delle telecamere negli orifizi naturali), esami non particolarmente piacevoli ma fondamentali.

Malgrado tutte queste misure, il numero di casi di cancro non fa che aumentare.

Questa malattia è veramente inspiegabile o piuttosto siamo noi mal equipaggiati nell'affrontarla?

Ecco alcune domande senza risposta e fatti misteriosi che concernono il cancro.

- Qual è la causa che ne determina l'insorgenza? Qual è la sua ragione d'essere?
- Perché alcune persone in ottima salute (per esempio, sportivi, non fumatori, che rispettano tutti i consigli medici) sviluppano a volte forme di cancro devastanti?
- Perché individui fumatori non sviluppano mai il cancro, mentre altri non fumatori ne sono colpiti?
- Perché persone con importanti precedenti familiari sviluppano il cancro, mentre altre con lo stesso bagaglio genetico no?
- Perché l'efficacia dei trattamenti e gli effetti secondari sono imprevedibili?
- Perché le cellule cancerogene e quelle sane reagiscono in modo differente allo stesso trattamento?
- Com'è possibile che un esiguo numero di pazienti colpiti da un cancro considerato "incurabile" riescano a guarire?

Nella tabella che segue sono elencati altri dati interessanti relativi a questa malattia.

Tabella 2.2 *Altri dati.*

1. Sappiamo che questa malattia esisteva ben prima della nostra epoca. Per esempio, Ippocrate (l'autore del giuramento che prestano i medici) la curava con pomate già nel 400 a.C.
2. Sappiamo che può svilupparsi in persone di tutte le razze, età, sesso e livello sociale.
3. Sappiamo che il cancro si sviluppa spesso in zone del corpo dove è già in atto un processo infiammatorio e di rinnovamento cellulare[1]. Questo spiega le ripercussioni di fattori di rischio quali tabagismo, infezioni croniche, radiazioni, esposizione prolungata agli acidi, tatuaggi, vecchie bruciature e cicatrici, ecc., sulle aree del corpo danneggiate e sottoposte a riparazione cellulare (per favore, smettete di esaminarvi le cicatrici). Gli esami di screening, come il Pap test e gli esami endoscopici, permettono di tenere sotto controllo le parti del corpo a rischio di trasformazione.

4. Sappiamo che tutto ha inizio dal DNA di una sola cellula del corpo che (come Minak) si moltiplica e invade tutto ciò che la circonda prima di trasferire la battaglia a distanza tramite le metastasi. Contrariamente a quanto accade in caso d'infezione, è una cellula del nostro corpo ad attaccarci e non un batterio venuto dall'esterno.
5. Sappiamo che la cellula cancerogena regredisce a uno stadio evolutivo iniziale, cioè a uno stadio immaturo o indifferenziato. Noi nasciamo da una cellula formata dall'unione di uno spermatozoo e di un ovulo dei nostri genitori. Questa prima cellula è a uno stadio immaturo ed è in grado di moltiplicarsi per formare qualsiasi cellula del corpo. Possiede dunque un potere di trasformazione e di specializzazione. Si divide rapidamente per formare cellule mature, che si perfezionano in organi (per esempio, le cellule del fegato, del seno). La cellula negativa effettua il percorso inverso. Da cellula matura ritorna allo stadio immaturo. Viaggia in incognito ed è in grado di moltiplicarsi rapidamente. Più questa cellula regredisce e perde la sua differenziazione, più è difficile da trattare.
6. Sappiamo che queste cellule cancerogene formano una massa e non ubbidiscono assolutamente alle leggi territoriali dei tessuti circostanti. Normalmente, le cellule conoscono le frontiere e i limiti fisici della loro esistenza; le cellule negative, invece, come Napoleone partono alla conquista dei paesi limitrofi, distruggendo tutto quanto si trova sul loro cammino ed è di ostacolo al loro impero. Così facendo, attaccano e prendono possesso del regno.
7. Sappiamo che il cancro ha basi genetiche, ma non è una malattia ereditaria come l'emofilia. Se i genitori l'hanno avuta, non necessariamente i figli la contrarranno. La genetica è solamente un fattore fra tanti altri da prendere in considerazione.
8. Sappiamo che entrano in causa altri fattori di rischio, oltre a quelli conosciuti. Infatti, alcuni individui che presentano tutti i fattori di rischio (compreso quello genetico) non sviluppano mai il cancro, mentre altre persone che non presentano alcun fattore di rischio lo sviluppano.
9. Sappiamo che le cellule cancerogene sono intelligenti, perché capaci di adattarsi e di resistere ai trattamenti. Riescono a neutralizzare le molecole dei farmaci, comprese quelle dei ritrovati più promettenti.
10. Sappiamo che le cellule negative si sviluppano regolarmente nel nostro corpo[2-3], ma il sistema immunitario le riconosce e le distrugge molto prima che si moltiplichino. Al contrario, quando il nostro sistema di difesa naturale è indebolito, queste cellule negative possono sconfiggerlo e degenerare in cancro.

Allo scopo di facilitare la comprensione ho ridotto tutto questo alla seguente equazione:

Cancro = A + B + C
A = predisposizione genetica
B = tutti i fattori di rischio conosciuti, come le abitudini di vita e le infiammazioni croniche, a cui fanno riferimento le continue raccomandazioni dei medici.
C = (?)

La presenza dei fattori **A** e **B** può a volte essere sufficiente per causare il cancro, ma non si tratta di una regola assoluta. Pare quindi esistere un altro fattore (**C**) che influisce sul DNA e sull'equazione. Alcune nuove metodologie scientifiche molto sofisticate sembrano averlo identificato, e questo comporta un cambiamento nei protocolli oncologici attuali.

Sarà dunque vero quello che credevano gli antichi saggi e che la maggioranza delle persone istintivamente pensa?

Capitolo 3

Il ritorno delle emozioni

Il cancro colpisce un individuo su due. Questo individuo può essere bianco, nero, giallo, anziano, povero, ricco, con o senza predisposizione genetica. Non cambia molto, perché il cancro non si può prevedere secondo tali parametri fisici. Neppure le abitudini come il tabagismo costituiscono una causa in sé. Qualcuno, nel corso della storia, ha già evidenziato una correlazione tra il cancro e la psiche o le emozioni.

Il nesso mancante

Platone, Galeno e Socrate ne hanno fatto menzione. Galeno, celebre medico greco, nel suo manoscritto sulla depressione e il cancro al seno parla di un legame con le emozioni. Socrate stesso dice che ignorare questa relazione sarebbe fallire nel proprio ruolo di medico[1].

Lawrence LeShan in un importante studio della letteratura del XIX secolo ha dimostrato che la storia emozionale del paziente ha un ruolo determinante in questa malattia e nella sua evoluzione[2]. Questo psicologo americano ha pubblicato molteplici lavori clinici che illustrano le origini emotive del cancro[2-5]. Negli anni sessanta l'Accademia delle Scienze di New York ha tenuto due importanti conferenze sugli aspetti psicologici di questa malattia, pubblicando dati che dimostrano la sua correlazione con le emozioni[1,6-7].

Wilhelm Reich, discepolo di Freud, è giunto alla stessa conclusione. Il cancro, secondo Reich, non è che la manifestazione di un lungo processo, causato dalla carenza di energia vitale del corpo. Origine di questa mancanza sarebbe l'ansia dovuta alla stagnazione dell'energia sessuale[8].

Ryke Geerd Hamer, un medico tedesco che ha sviluppato un cancro ai testicoli dopo la morte del figlio, ha consacrato la vita a questa causa. A seguito delle ricerche condotte con i suoi pazienti ha concluso che le emozioni sono all'origine della malattia cancerosa. Secondo lui tutto ha inizio da uno shock improvviso e brutale, un conflitto acuto e drammatico vissuto come gravissimo[9].

Il dottor Michel Moirot è un altro pioniere nello studio di questo legame. Per provare l'origine psicosomatica del cancro, questo studioso straordinario ha eseguito ricerche su più di 4000 malati in svariate regioni europee[10]. Ne ha dedotto che il cancro esprime l'autodistruzione di un soggetto, somatizzata in un organo bersaglio capace di incarnare questo processo di distruzione. Per scatenare il processo canceroso è sufficiente che uno shock psichico spinga il soggetto fuori dal suo universo. Secondo Moirot, per evitare il cancro dovremmo imparare a prenderci molto meno sul serio.

La dottoressa Caroline Bedell Thomas, della scuola di medicina Johns Hopkins, dopo trent'anni di controlli e di dati prospettici su più di 1300 persone, ha evidenziato alcuni fattori psicologici significativi per cinque malattie. Nel 1973 ha affermato che il cancro è la malattia che più chiaramente si lega ai tratti psicologici[11-14]. Alcune caratteristiche comuni predisporrebbero al suo sviluppo:

- il venir meno del legame affettivo con uno dei genitori,
- i sentimenti di disperazione che nascono da situazioni difficili,
- l'incapacità di esprimere le proprie emozioni,
- una perdita importante (di un congiunto, del lavoro, ecc.) accaduta uno o due anni prima della diagnosi di cancro.

Gli studi della dottoressa affermano che questi fattori predisponenti inducono nell'individuo una perdita della pace e della sicurezza, un sentimento d'isolamento dall'universo, un'alienazione, un allontanamento dalla propria sorgente[1,11-14].

Lo psicologo Ronald Grossarth-Maticek ha pubblicato molte opere scientifiche che studiano la correlazione tra personalità, emozioni e malattia cancerosa[15-24]. Il suo lavoro ha avuto inizio negli anni sessanta, quando è riuscito a evidenziare alcuni elementi determinanti che predispongono al cancro, come il sentimento di disperazione e la repressione delle emozioni. Ha mostrato inoltre che l'ostilità e l'aggressività caratterizzano invece gli individui che sviluppano malattie cardiache. In base a tali premesse, ha seguito per dieci anni un gruppo di 130 pazienti riuscendo a prevedere, con un grado di precisione significativo, quali sarebbero morti di cancro e quali di patologie cardiache. In un altro studio ha suddiviso in due gruppi un campione di persone con tratti psicologici predisponenti al cancro. Un gruppo ha ricevuto un sostegno psicologico (rilassamento, ipnosi, visualizzazione, ecc.), mentre l'altro non ha beneficiato di alcuna terapia. Ha così scoperto che è possibile modificare il tasso di mortalità per cancro e per malattie cardiache grazie a un sostegno psicologico appropriato. Per la prima volta è stato dimostrato che un simile approccio può aiutare a prevenire il cancro in persone sane ma predisposte psicologicamente; è sufficiente qualche ora di terapia. Successivamente ha effettuato un altro studio su 100 pazienti affette da cancro al seno incurabile. Il sostegno psicologico, messo a confronto con il trattamento chemioterapico, si è rivelato più efficace. Le donne che hanno beneficiato unicamente del sostegno psicologico hanno vissuto più a lungo di quelle sottoposte a chemioterapia. Coloro che hanno beneficiato di entrambe le forme di terapia, invece, hanno avuto il miglior tasso di sopravvivenza. Certamente i trattamenti chemioterapici si sono molto evoluti rispetto a quei tempi; è importante, tuttavia, sottolineare l'efficacia del sostegno psicologico.

Nel 1989 il dottor David Spiegel ha pubblicato un articolo sulla prestigiosa rivista *The Lancet* in cui sosteneva che il sostegno psicologico raddoppiava le probabilità di sopravvivenza delle pazienti con cancro al seno incurabile[25]. Il suo studio, effettuato su 86 donne, ha dimostrato che una terapia di sostegno di gruppo e l'apprendimento dell'autoipnosi potevano aiutare a curare la malattia. A dispetto delle diagnosi più infauste, queste donne sono sopravvissute 36,6 mesi, rispetto ai 18,9 mesi di coloro che non avevano beneficiato della terapia di sostegno.

Il rinomato oncologo Carl Simonton ha scritto diversi libri su questo argomento[26-28], dimostrando che si possono aumentare di molto le probabilità di guarigione con metodologie quali la meditazione, la visualizzazione, l'ipnosi e il biofeedback. Il centro da lui fondato è un'organizzazione senza fini di lucro che si occupa del miglioramento della vita dei pazienti e dei loro congiunti tramite il sostegno psicologico e sociale. Dopo quarant'anni di attività, questo centro suscita ancora grande interesse a livello nazionale e internazionale e il suo metodo viene insegnato in diversi paesi.

Esistono molti altri studi clinici che mettono in relazione la psiche e le emozioni con il cancro (tab. 3).

Tabella 3.1 *Impatto della dimensione psicologica sullo sviluppo o la gravità del cancro.*

1926, Evans (discepolo di Carl Jung): il cancro è causato da una tristezza eccessiva o da un lutto. Si manifesta in coloro che si identificano in un oggetto o in un ruolo[29].

1954, Blumberg: il cancro è legato alla personalità e alla relazione individuale delle persone con le loro emozioni[30].

1955, Reznikoff: il cancro e la personalità sono legati[31].

1957, Klopfer: la sfera psicologica (i meccanismi di difesa dell'ego) è legata alla carcinogenesi[32].

1958, Greene: un lutto importante o una separazione che causano disperazione sono in rapporto con il cancro[33].

1963-1969, Kissen: alcuni fumatori sviluppano il cancro, altri no. Questo si spiega con il fatto che coloro che sviluppano il cancro utilizzano la sigaretta come mezzo per scaricare le emozioni[34].

1966, Schmale e Iker: il cancro è collegato alla disperazione. Questo sentimento permette di prevedere la malattia[35].

1965, Giovacchini e Muslin: il cancro e l'ego sono collegati[36].

1966, Bahnson: l'ego è un fattore che causa il cancro[6].

1979, Derogatis: la disperazione e il cancro sono collegati. Un atteggiamento positivo riduce la mortalità per cancro[37].

1980, Simonton: Il sostegno emozionale riduce la mortalità per cancro[28].

1980, Dattore: emozioni e cancro sono legati[38].

1985, Greer: il cancro e la disperazione sono collegati. Un atteggiamento positivo riduce la mortalità per cancro[39].

1985, Pettingale: il cancro e la disperazione sono collegati. Un atteggiamento positivo riduce la mortalità per cancro[40].

1987, Temoshok: gli elementi psicologici e il cancro sono legati. La capacità di esprimere le proprie emozioni e dominare la disperazione (atteggiamento positivo) ha un importante impatto e riduce le probabilità di morire per questa malattia[41].

1988, Reed et Jacobsen: il cancro e la disperazione sono legati. Un atteggiamento positivo riduce le probabilità di morire di cancro[42].

1988, Levy: un atteggiamento positivo riduce le probabilità di morire di cancro[43].

1988, Smith: personalità e cancro sono collegati[44].

1989, Gross: emozioni e cancro sono collegati[45].

1989, Stein et al.: il cancro e la disperazione sono collegati. Un atteggiamento positivo riduce le probabilità di morire per questa malattia[46].

1990, Zevon e Corn: personalità e cancro sono collegati[47].

1990, Linkins e Comstock: la depressione e il cancro sono collegati[48].

1990, Jasmin et al.: i tratti psicologici sono collegati al rischio di cancro[49].

1991, Brissette: le emozioni e il cancro sono collegati[50].

1991, Baltrusch et al.: le emozioni e la personalità sono collegate al cancro[51].

1993, Fawzy et al.: il sostegno emozionale riduce di quattro volte la mortalità per cancro[52-53].

1994, Fox et al.: il cancro è legato all'isolamento sociale, alla repressione delle emozioni e a un lutto recente importante[54].

1996, Bryla: la personalità e gli avvenimenti stressanti della vita sono collegati al cancro[55].

1998, Penninx et al.: l'incidenza del cancro è aumentata dalle emozioni negative[56].

1999, Faller: l'atteggiamento positivo migliora la sopravvivenza dei malati di cancro, contrariamente alla depressione e allo sconforto[57].

1999, Walker: le emozioni e il cancro sono collegati[58].

1999, Watson: la depressione e la disperazione sono collegate al cancro[59].

2000, Reynaert: esiste un legame fra emozioni e cancro[60].

2001, Price: un trauma emozionale aumenta significativamente (fino a nove volte) il rischio di cancro[61].

2003, Brown: depressione e cancro sono collegati[62].

2003, Lillberg et al.: il rischio di sviluppare il cancro raddoppia nelle persone in fase di separazione o divorzio o in seguito alla perdita di un coniuge (studio condotto su 10.000 persone)[63].

2004, Reiche: il cancro e la gestione dello stress sono collegati[64].

2004, Cunningham e Watson: il cancro può essere influenzato da una terapia psicologica[65].

2005, Ornish: un programma di salute mentale può ridurre la gravità del cancro[66].

2005, Ollonen et al.: esiste un legame fra ego e sviluppo del cancro[67].

2006, Nakaya et al.: i tratti psicologici possono essere utilizzati per prevedere la gravità dal cancro[68].

2006, Beresford: ego e gravità del cancro sono collegati[69].

2006, Nagano: la personalità e il cancro sono collegati[70].

2008, Zozulya et al.: la personalità e il cancro sono collegati. Le terapie di sostegno possono avere un effetto benefico sul malato[71].

2009, Tran et al.: la mortalità per cancro è quattro volte più elevata nelle persone afflitte da disturbi mentali come la schizofrenia[72].

2010, Sanzo et al.: i fattori psicologici possono aumentare la gravità del cancro[73].

2010, Giese-Davis et al.: la depressione, le emozioni e il cancro sono collegati[74].

Come si può vedere, una quantità impressionante di studi associa la sfera psichica al cancro. Quelli riportati nella tabella costituiscono solo una breve panoramica e molti altri studi sono in corso. Tutti quanti indicano che i pensieri, le emozioni, la personalità, lo stile di vita e l'ego sono fattori molto importanti nella comparsa e nella gravità della malattia. Certo, esistono molti studi quantitativi che non riescono a osservare questo legame. Ora, il compito di dimostrare una simile correlazione è complicato quanto quello di provare a filmare un sogno, perché la psiche, come i sogni, ha una natura astratta e soggettiva. Gli studi prospettici effettuati su periodi di dieci o vent'anni sono inoltre molto costosi; per questo motivo resto sempre meravigliato dalla temerarietà dei ricercatori e dal loro fenomenale lavoro.

Permettetemi ora di descrivervi il mio primo approccio con l'ambiente dell'oncologia. Durante il corso di studi in medicina, venivamo messi in contatto con tutte le discipline mediche per poter meglio scegliere la specializzazione. In occasione del mio stage in oncologia, ho lavorato diverse settimane in una clinica dove veniva curato un certo tipo di cancro; così ho potuto farmi un'idea generale della specializzazione. Ho molto apprezzato questo stage, nonostante l'afflizione e la sofferenza dei pazienti, perché ho avuto l'occasione di aiutarli come potevo. Dopo un mese mi sono posto le seguenti domande: "Perché le donne con un cancro localizzato al seno (in situ) manifestano una preoccupazione eccessiva in rapporto alla loro malattia, mentre quelle colpite da cancro alla gola sembrano meno preoccupate, benché tale forma sia più grave? Forse perché queste ultime, che bevono e fumano generalmente di più, scaricano così le loro emozioni? O è la loro personalità che le spinge a esporsi più a lungo al fumo o ad altri fattori di rischio?".

A queste domande mi è stato risposto: "Sinceramente, non lo sappiamo, ma tutte le malate sembrano avere una personalità correlata al tipo di cancro che le ha colpite".

Certo, all'epoca ero troppo inesperto per trarne delle conclusioni. Ho scelto lo stesso di specializzarmi in oncologia, perché ravvisavo molte affinità con le persone che studiavano con me: chi si assomiglia si piglia. Ho seguito così dei corsi di formazione che duravano dai tre ai sei mesi, durante i quali entravo in contatto con pazienti affetti da vari tipi di cancro. I corsi erano suddivisi in modo da studiare i tumori di origine ginecologica, neurologica, digestiva, ecc. Avendo una natura "camaleontica", ho la tendenza ad adattarmi all'ambiente in cui mi trovo, lo assorbo come una spugna. Alla fine di ogni corso notavo che la mia personalità era cambiata; assumevo dei tratti particolari che sparivano quando iniziavo il corso successivo.

Ormai sono oncologo da diversi anni, e mi sono capitati molti casi di pazienti che mi riferiscono, sin dal primo incontro, che sono convinti di aver sviluppato il cancro a causa del loro stato mentale, perché di recente hanno subito una grave perdita o perché sono prostrati da una profonda disperazione. Ho anche osservato che i pazienti che riescono a trovare una serenità interiore di fronte alla diagnosi possono a volte influenzare il decorso della malattia. I risultati dei diversi studi sopra citati, quindi, non mi sorprendono. Non credo che lo stato mentale debba essere percepito come la causa del cancro, ma in alcune persone predisposte può essere un fattore che contribuisce alla sua comparsa o a migliorare i risultati delle terapie mediche. Esistono altre prove dell'influenza della psiche sul corpo.

> Penso che, quando si rimane a lungo in una condizione di assenza di gioia, coltivando pensieri legati al passato o negativi, ci si ritrovi fuori dai binari della propria vita. Non riuscendo più ad accedere alla propria gioia profonda, si diventa instabili. Per molti anni sono riuscita a far finta che tutto andasse bene e a mantenere i miei ritmi di vita, ma a un certo momento sono sopraggiunti troppi lutti, perdite significative, di persone che amavo profondamente. Dopo mio marito sono morti i suoi due fratelli, poi un cugino e mia suocera. Il tutto è successo mentre mi prodigavo per sostenere due amiche molto care colpite dal cancro. La morte di un'altra grande amica per un problema cardiaco è stata la goccia che ha fatto traboccare il vaso. Inoltre, in quel periodo avevo un sovraccarico di lavoro, quindi ero stressata. Quando si mette tutto insieme... Per me, il cancro è stato il punto di partenza, l'obbligo a trasformare la mia vita per ritrovare la salute, la gioia di vivere e la felicità.
>
> *Joanne Robitaille Manouvrier*, cinquantotto anni
> paziente dell'ospedale Maisonneuve-Rosemont, Montréal

> Per molti anni ho gestito male le mie emozioni, le tenevo chiuse in me. Col tempo questo comportamento lascia dei segni importanti nel corpo e io ho vissuto a più riprese la stessa esperienza. Non sempre ho ascoltato il mio corpo; non ho saputo gestire le mie emozioni negative. Realizzo ora di averle negate per anni e sono convinta che ciò abbia avuto delle ripercussioni sul cancro.
>
> *Mireille Huguenin*, cinquantaquattro anni,
> paziente dell'ospedale Maisonneuve-Rosemont, Montréal

Il pericolo dell'adrenalina

Lo stato ottimale di salute per l'uomo sembra corrispondere a una condizione di pace nella quale tutti i sistemi si coordinano in maniera ideale. In tale stato di equilibrio non esiste alcun pensiero negativo.

I nostri antenati ovviamente non sempre godevano di un simile privilegio; di certo non quando vedevano un orso apparire dietro un cespuglio. In quel momento potevano avere molteplici pensieri, per esempio: "Mi divorerà" oppure: "Perché ho lasciato il coltello nella grotta?". Pensieri che danno l'allarme al corpo, trasmettendogli un segnale di pericolo. Questo segnale è la paura, che porta a uno stato di ansietà. L'adrenalina è il messaggero che consegna la richiesta di aiuto a tutte le cellule: "Si mette male!"*. Il piano "pericolo" viene quindi attivato in tutto il corpo, iniziando dal cuore che aumenta la frequenza dei battiti per pompare più sangue verso i muscoli e prepararli ad attivarsi. Il sistema vascolare si chiude in diversi punti per favorire l'aumento della pressione arteriosa, in modo che il sangue fluisca copioso ai muscoli, a scapito del sistema digestivo e urinario; braccia e gambe si preparano al combattimento o alla fuga. L'adrenalina agisce anche sul cervello e ci obbliga a concentrarci; lo spinge a stare all'erta e a valutare ogni possibilità in questo ambiente pericoloso[75]. Tale stato di allarme è il contrario della condizione di pace menzionata precedentemente; è uno stato in cui una parte dell'organismo è mobilitata e l'altra "addormentata" o trascurata.

Effetti dell'adrenalina

Le nostre emozioni possono influire in modi diversi sul corpo e l'equazione del cancro.

Molti di questi processi sono stati identificati da anni; altri sono emersi da recenti scoperte. I paragrafi seguenti riportano alcuni di questi legami, mentre ulteriori spiegazioni saranno date più avanti nei prossimi capitoli.

* In questo processo sono implicati altri ormoni, come il cortisolo.

A) Indebolimento delle difese naturali del corpo

La psiconeuroimmunologia è una scienza che studia l'impatto della dimensione psicologica sul corpo e sul sistema immunitario. Ora sappiamo con certezza che le nostre cellule fanno parte di un sistema complesso, che ha numerosi meccanismi di comunicazione e d'interazione[60,76].

Il sistema immunitario gioca molteplici ruoli; è implicato nei processi infiammatori che permettono di riparare i tessuti danneggiati; ha la responsabilità di difenderci contro le cellule che cercano di invaderci. Queste ultime possono provenire dall'esterno (batteri, virus, altri microbi) o dall'interno del corpo (cellule cancerose); ogni giorno il sistema immunitario individua ed elimina all'istante le cellule anomale prima che si moltiplichino o che diventino rilevanti. Le nostre difese naturali "giustiziano" questi nemici, impedendo loro di devastare il corpo.

È dimostrato che il sistema immunitario funziona in modo ottimale quando siamo sereni, perché gli forniamo gli strumenti necessari per adempiere perfettamente alle sue funzioni. Il contrario è altrettanto vero: gli stati prolungati di ansietà o di disagio emotivo (lutto non risolto, depressione, ecc.) nuocciono al sistema immunitario. Questi stati emozionali negativi diminuiscono il numero e la qualità delle cellule protettrici, ivi comprese quelle capaci di difenderci dalle cellule cancerose*. La disperazione, l'isolamento sociale, le discordie familiari persistenti sono fattori capaci di indebolire il sistema immunitario[53,60,77-83]. Quando le condizioni delle guardie del re sono cattive, la qualità del loro lavoro ne risente: lasciano il portone di casa aperto agli intrusi. Questi ultimi possono attaccare a sorpresa, in gruppo, perché nessuno li sorveglia adeguatamente. Questo fenomeno chiamato "depressione del controllo immunitario" a volte si osserva nei soggetti sottoposti a trapianto, che sono più inclini a sviluppare certi tipi di cancro.

La psiconeuroimmunologia è una scienza di grande portata. Ha dimostrato tra l'altro che una diagnosi di cancro è un evento che produce un indebolimento del sistema immunitario in altri membri della famiglia[84]. Che circolo vizioso! Per fortuna diverse terapie psicologiche, come la psicoterapia, l'ipnosi, la

* Questi agenti comprendono i linfociti T citotossici e le cellule Natural Killer (NK).

meditazione, la visualizzazione, il rilassamento e la regolazione delle emozioni, sono strumenti eccellenti per rinforzare il sistema immunitario[52-53,85-88].

È stato dimostrato che anche ridere è un mezzo per rafforzare le cellule anticancro[89-90]. *Sorridete, è contagioso!*

B) Stimolazione delle cellule cancerose

Oltre ad agire sul sistema immunitario, l'adrenalina ha un'azione diretta sulle cellule cancerose.

In primo luogo, fa scattare la produzione di fattori infiammatori che sono catalizzatori del cancro; agiscono cioè come dei messaggeri che spingono le cellule cancerose a svilupparsi[91-95,102]. Ciò costituisce in parte la ragione per la quale le infiammazioni croniche possono trasformarsi in cancro.

In secondo luogo, l'adrenalina stimola direttamente le cellule cancerose. Studi recenti hanno dimostrato l'esistenza di recettori dell'adrenalina situati direttamente sulla membrana delle cellule cancerose. E alcuni esperimenti mostrano che questi ultimi si moltiplicano tre volte più in fretta in presenza di emozioni negative o durante stati di ansietà e disperazione[95-97].

In terzo luogo, l'adrenalina migliora l'ambiente delle cellule cancerose, ne aumenta l'irrorazione sanguigna e fornisce loro più nutrimenti e ossigeno per crescere e svilupparsi velocemente[91-94,98-100].

In quarto luogo, l'adrenalina stimola l'istinto di sopravvivenza delle cellule cancerose, spingendole ad accrescere la loro longevità fino a divenire invincibili, indistruttibili e immortali[101].

Infine, l'adrenalina migliora il potenziale di formazione di metastasi da parte delle cellule cancerose; fornisce loro armi per aiutarle a battersi a distanza e a invadere il corpo, permettendo al cancro di "generalizzarsi"[91-95,102].

C) Sinergia con i fattori di rischio conosciuti

Le ricerche hanno dimostrato che le emozioni negative possono anche nuocere alla riparazione del DNA e agire in sinergia con i fattori cancerogeni già identificati[103]. Esse aumentano così il potenziale cancerogeno di altri elementi quali il tabagismo, le infezioni croniche e i raggi UV, creando un terreno favorevole al cancro[91,104-105].

Il campo della psiche è vasto, ma alcune nuove tecnologie permettono di evidenziare come influenzi in modo considerevole le componenti fisiche del corpo. Inoltre, alcune ricerche effettuate su animali dimostrano una cosa preoccupante: l'ansia acuta può provocare un aumento spettacolare (30 volte) dell'aggressività del cancro e favorire la comparsa di metastasi. Altri dati sperimentali provano che la somministrazione di un farmaco che blocca l'adrenalina (betabloccante) riduce questo processo e permette di controllare lo sviluppo del cancro[95,99,106]. Alcuni studi su malattie cardiovascolari avevano già rilevato che in alcuni pazienti che assumevano betabloccanti il tasso di comparsa del cancro subiva una riduzione che arrivava fino al 50%[107-108]. Esistono tuttavia altri metodi per controllare il tasso di adrenalina nel corpo.

Il ruolo delle emozioni

Grazie all'evoluzione siamo diventati i dominatori della catena alimentare e abbiamo sviluppato ogni sorta di strumento per difenderci dai numerosi pericoli fisici della natura. Con lo sviluppo del sistema nervoso, siamo anche diventati animali sociali. Il nostro ambiente non comporta più solo pericoli fisici, ma racchiude anche pericoli morali e psicologici. Il messaggero è rimasto lo stesso, cioè l'adrenalina, ma il messaggio si è evoluto e ha tessuto un'importante rete invisibile: le emozioni negative. Ogni emozione negativa corrisponde a un distinto stato di pericolo. Le emozioni sono dunque segnali specializzati che traducono uno specifico messaggio in rapporto a una situazione vissuta. Come il messaggero informa il capitano che c'è una falla nello scafo della barca, o che non c'è più acqua potabile, così ogni emozione contiene un'istruzione relativa al pericolo morale o psicologico; inoltre fornisce l'energia necessaria per affrontarlo.

Che cosa succede quando il capitano fa finta di non capire? Il messaggero ritorna ad avvisarlo con più vigore, perché il pericolo è sempre presente. "Capitano, so che è impegnato in altre cose, ma c'è una falla nello scafo!" Quando non ascoltiamo, l'adrenalina induce cambiamenti nefasti: spinge il corpo a uscire dalla condizione di pace e nuoce ad alcuni sistemi, come per esempio a quello digestivo, urinario e immunitario.

Le emozioni non affrontate rompono quindi lo stato di equilibrio e hanno delle conseguenze pericolose per la salute. Per ritrovare lo stato di pace bisogna ascoltare il messaggero e risolvere il suo problema perché smetta di dare l'allarme.

L'emozione è un'energia pura che ci motiva; è una pressione psicologica che ci spinge ad *agire*. È un messaggio di cui possiamo servirci per continuare a crescere, evolvere e indurre dei cambiamenti nel nostro mondo. Molte persone non lo sanno. Sono scoraggiate dall'eccessiva pressione generata dall'adrenalina e cercano di reprimere questo stato di pericolo attraverso cattive abitudini quali il tabagismo. La sigaretta costituisce certamente un eccellente antidoto chimico grazie al suo effetto rilassante, ma il messaggio emotivo continua a essere presente. Il messaggero tornerà una volta che l'antidoto avrà cessato il suo effetto.

Quando si ha paura della crescita dell'adrenalina, si ha paura del messaggero e quindi si ha paura della paura. Affrontandola, si può finalmente ascoltare il messaggero e trovare una soluzione alla situazione di pericolo, sia reale che fittizia.

Le emozioni sono *normali* ed *essenziali*. Non sono né buone né cattive. Se le chiamiamo "emozioni negative", è solo a causa del sentimento sgradevole (la paura) che le accompagna[75]. Questo sentimento sgradevole è d'altro canto necessario per provocare una reazione urgente.

Tutti noi abbiamo dei bisogni da soddisfare. Le nostre emozioni ci indicano a quale bisogno dobbiamo prestare attenzione, così come la strumentazione di bordo ci indica quale parte dell'auto è da riparare. Se, mentre guidiamo, si accende la spia dell'olio, sappiamo che cosa fare; il livello dell'olio è troppo basso e occorre fermarsi alla prossima stazione di servizio per rabboccarlo. Se non siamo in grado di farlo da soli, chiediamo all'addetto di occuparsene. In breve, sappiamo che cosa fare, perché abbiamo imparato il linguaggio dell'automobile e sappiamo che è pericoloso continuare a viaggiare quando si accende la spia dell'olio. Ebbene, è la stessa cosa con le nostre emozioni! La noia, la collera, i sensi di colpa, la tristezza, l'inadeguatezza, lo stress... *tutte* queste emozioni sono strumentazioni di bordo e possiamo utilizzarle a nostro vantaggio.

La natura delle emozioni

Noi pensiamo di capire le emozioni, ma non ne parliamo mai; eppure, decifrarle è fondamentale. Utilizzando tutte le metafore che ci vengono in mente, cerchiamo di definire in poche parole i seguenti termini.

Noia: ____________________

Collera: ____________________

Senso di colpa: ____________________

Tristezza: ____________________

Solitudine: ____________________

Inadeguatezza: ____________________

Stress:

Frustrazione:

Depressione:

Le emozioni negative primarie

Non esiste una definizione o una teoria unica delle emozioni. Ne esistono molteplici e tutte sembrano descrivere un sentimento intenso conseguente a un'esperienza psicologica. Poiché nessuna teoria può spiegare da sola tutti gli aspetti dell'esperienza, non è possibile nessuna categorizzazione delle emozioni, il che dimostra come questo campo abbia a che fare, molto probabilmente, con l'irrazionale o l'illogico[109].

La descrizione di un'emozione è altrettanto complessa della descrizione di un'opera d'arte. Alcune persone ricollegheranno un'opera allo stile moderno, contemporaneo o altro; ma l'opera d'arte resta un'esperienza da sentire e da vivere.

Limiti e categorie non esistono nel campo dell'irrazionale, esistono solamente nel mondo logico e fisico. Un'emozione è una sensazione, una pura comprensione. Quali parole utilizzare per evocare la sottigliezza di una sfumatura di colore? Esistono tante sfumature per ogni colore! Proviamo a scegliere un colore per tinteggiare il nostro soggiorno e ce ne renderemo conto. Calvin Banyan, in *The Secret Language of Feelings*[75], descrive una gamma di emozioni formata da sette colori di base da utilizzare per decodificare il messaggio emotivo (fig. 3.1). Questo facile metodo permette di prestare velocemente attenzione ai messaggi emotivi per risolverli.

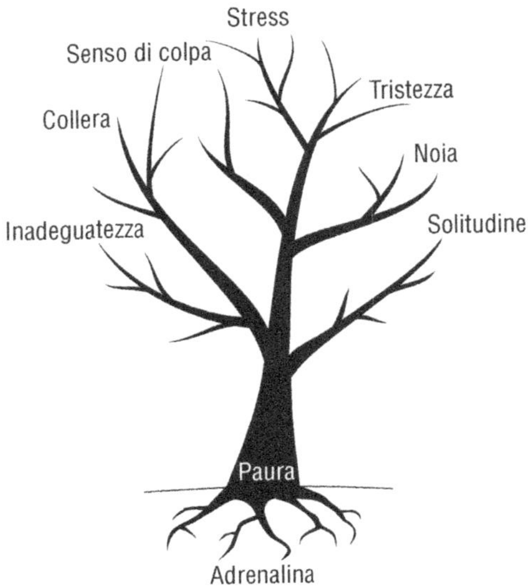

Figura 3.1 *L'albero delle emozioni che hanno la propria radice nella paura. L'adrenalina produce la paura, che si trasforma in un'emozione negativa.*

I sette colori fondamentali

Stress

Definizione: sensazione di essere sopraffatti dagli impegni o di perdere il controllo.

Necessità: tutti noi abbiamo bisogno di assolvere ai nostri compiti. Il messaggio trasmesso dallo stress è: "Sento che ho troppe cose da fare o che non sono nella condizione di poterle fare; ho bisogno di aiuto oppure di risorse supplementari per portare a termine tutti i miei compiti".

Ruolo: lo stress sta a indicare che è necessario rivedere il proprio metodo di lavoro o il modo di gestire i propri impegni. Questo sentimento può scaturire da una cattiva gestione del tempo o da una scarsa capacità organizzativa; può anche essere indotto dall'incapacità di dire di no alle richieste degli altri o da una difficoltà a dare priorità alle cose essenziali.

Noia

Definizione: sensazione di tedio e letargia. Assenza di interesse per la vita.

Necessità: tutti noi abbiamo bisogno di realizzarci. La noia è il messaggio che dice: "Ho bisogno di confrontarmi con delle sfide e di vivere esperienze che mi faranno crescere".

Ruolo: la noia ci segnala che dobbiamo provare ad allargare i nostri orizzonti, apprendere e superare noi stessi. La pigrizia o la paura dell'ignoto spesso mascherano questo sentimento, che però rimane presente.

Collera

Definizione: sensazione di rabbia o di irritazione.

Necessità: tutti noi possediamo un senso di giustizia, secondo la nostra morale e il nostro credo personale. La collera si manifesta quando percepiamo una situazione come ingiusta per noi stessi, per altre persone o per le cose che amiamo.

Ruolo: quando siamo in collera, veniamo stimolati da un crescendo di energia che ci spinge all'azione. La collera è quindi una pressione che consente di porre rimedio a una situazione ingiusta per noi o per gli altri.

Senso di colpa

Definizione: sentirsi colpevoli o vergognarsi.

Necessità: il senso di colpa assomiglia alla collera perché nasce dallo stesso bisogno di giustizia. Contrariamente alla collera, però, il senso di colpa è un messaggio che dice: "Sono stato ingiusto verso qualcuno, verso me stesso o nei confronti di una situazione".

Ruolo: il senso di colpa è una pressione che ci spinge a riparare un'ingiustizia che abbiamo commesso.

Tristezza

Definizione: dispiacere, sensazione di avere il cuore spezzato; può essere confusa con la depressione.

Necessità: tutti noi siamo esseri nostalgici e bisognosi di relazioni. Per sentirci sicuri sentiamo la necessità, ognuno a modo proprio, di attaccarci a oggetti, luoghi, volti, ruoli e persone. A volte questo attaccamento è così esagerato o intenso che ci impedisce di appagare il nostro bisogno primario di libertà e di indipendenza.

Ruolo: la tristezza compare quando subiamo una perdita importante e indica il nostro grado di attaccamento all'oggetto, al luogo, all'animale, alla persona che abbiamo perso.

Solitudine

Definizione: sentirsi soli.

Necessità: siamo esseri socievoli; godiamo della compagnia di persone che ci apprezzano e che ci amano. La solitudine è il messaggio che dice: "Ho bisogno di stare con qualcuno che mi apprezzi e che mi ami" oppure: "Ho bisogno di sentire che ho delle relazioni e che faccio parte di un tutto".

Ruolo: la solitudine è un'emozione che ci spinge a socializzare, a condividere, a interagire e a far parte di un gruppo.

Inadeguatezza

Definizione: sentirsi stupidi, inutili o incapaci.

Necessità: tutti noi abbiamo bisogno di sentirci fiduciosi, in pieno possesso delle nostre capacità. L'inadeguatezza è la voce che dice: "Ho l'impressione che ci sia qualcosa che non va in me; ho bisogno di ritrovarmi e di amarmi".

Ruolo: l'inadeguatezza è una volontà di sentirsi pienamente sicuri, un'energia che ci spinge a riallacciarci alla nostra potenza interiore.

Le emozioni combinate

I colori di base delle emozioni ci permettono dunque di decodificare i messaggi emotivi; è ciò che comunemente si chiama "ascoltare le proprie emozioni". Capita spesso, però, che alcune situazioni generino molteplici messaggi alla volta. Il sentito diviene allora una combinazione di più colori di base, che crea una tonalità particolare e distinta a seconda dell'avvenimento, dell'individuo, della sua esperienza e della sua interpretazione della situazione.

Per esempio, nel momento in cui Sophie Durelabeur viene licenziata, dopo quindici anni di lavoro, è possibile che si senta:

- in *collera*, se reputa ingiusto questo licenziamento;
- in *colpa*, se ha l'impressione di non aver fatto tutto il necessario per assolvere adeguatamente ai suoi compiti;
- *annoiata* per l'assenza di motivazioni, dopo qualche settimana trascorsa a cercare inutilmente un lavoro;
- *sola*, se trascorre tutte le sue giornate in casa;
- *inadeguata* e rifiutata, perché un licenziamento non fa mai bene all'autostima;
- *triste*, se il lavoro e i colleghi erano molto importanti per lei;
- *stressata*, se non ha abbastanza denaro per pagare le spese.

La perdita del lavoro può essere un'esperienza abbastanza dolorosa, come altre prove della vita. Il ruolo di un'emozione è di segnalare un bisogno frustrato e di indicarci il modo per soddisfarlo. Una volta decifrato il messaggio, tutto risulta più facile. Si può così ridurre in modo importante la secrezione di adrenalina nel nostro corpo e risolvere le varie situazioni problematiche. Dopo la pioggia, torna sempre il sereno. Il capitolo 8 propone diverse soluzioni che permettono di rispondere ai diversi bisogni e di risolvere il messaggio emotivo veicolato.

Il diniego emozionale

La distrazione

Coloro che non ascoltano le loro emozioni fanno spesso ricorso alla distrazione. Distrarsi equivale a fare orecchie da mercante, come il capitano in presenza del messaggero. È l'azione di "annegare" le idee generate dall'emozione, senza mai farvi fronte. Bere, fumare, andare per negozi, ingozzarsi, guardare la televisione, lavorare strenuamente: ecco alcuni modi di distrarsi che permettono di scaricare momentaneamente la pressione.

Un mezzo di distrazione non può diventare un'abitudine perché, anche se al momento ci dà sollievo, il vero problema rimane intatto e il suo messaggio emozionale – il nostro bisogno – non appagato. *Agire* in accordo con l'emozione provata e decodificare il messaggio, la sfumatura di colore, è il solo modo per risolvere la situazione. L'emozione che ritorna di continuo, come in un circolo vizioso, può condurre a un sentimento di vuoto, di frustrazione e di depressione.

La frustrazione

Quando un bisogno resta inappagato, il messaggero si arrabbia e utilizza sistemi d'allarme molto più potenti. Il dolore dell'emozione negativa aumenta con l'arrivo della *frustrazione*. La sensazione di "essere abbattuti" è un normale meccanismo di sicurezza. La frustrazione può essere avvertita come una condizione di carenza. Si manifesta come una richiesta da parte del corpo di *fare qualcos'altro*, perché il nostro comportamento non soddisfa il bisogno inappagato e non risponde al messaggio. È un richiamo all'immaginazione: bisogna cambiare tattica per percepire la sfumatura dell'emozione che continua a ricomparire. È il momento di chiedere aiuto, perché se non si trova una soluzione alla frustrazione, si può arrivare all'ultima tappa: la depressione.

La depressione o l'ansietà

Quando il corpo viene trascinato in una direzione che gli risulta nociva, cessa di collaborare. La depressione è come un arresto automatico del sistema; da questo punto di vista potrebbe essere anche benefica. Talvolta, con l'aiuto di un professionista, riusciamo a contenere le idee negative (come i pensieri di suicidio) e a scoprire che cosa le ha causate. Coloro che hanno difficoltà a esercitare l'introspezione purtroppo si ritrovano spesso ad assumere sostanze come gli ansiolitici e gli antidepressivi, che possono essere necessari in presenza di sintomi severi, ma che non costituiscono rimedi miracolosi, a causa dei loro effetti collaterali. Molte condizioni ben conosciute, come lo stato d'ansia generalizzato, sono causate da emozioni trascurate per troppo tempo.

Abitudini cancerogene

Il male psichico a volte si trasforma in male fisico, perché le persone che gestiscono male le proprie emozioni adottano abitudini di vita sbagliate[110-112]. Un semplice riflesso dettato dalla distrazione può allora diventare una dipendenza cancerogena. Per esempio, alcune persone:

- fumano sigarette,
- bevono alcoolici,
- mangiano male,
- assumono droghe,
- dormono male, ecc.

In breve, danneggiano il loro corpo e adottano comportamenti pericolosi che rappresentano fattori di rischio di cancro.

La domanda da porsi ora è la seguente: l'uovo o la gallina?

Sappiamo che il fumo di sigaretta è legato al cancro.

Se questa abitudine pericolosa di vita (gallina) è una conseguenza di una cattiva gestione delle emozioni (uovo), cosa succede una volta che si manda in pensione la gallina? In altre parole, cosa succede alle persone ansiose che smettono di fumare? Personalmente, sono certo che smettere di fumare è molto salutare per il corpo, ma che cosa succede con le emozioni, la paura e i cambiamenti psicologici associati? Che cosa causano se non li sappiamo canalizzare? Se non li affrontiamo, il problema sarà risolto solo in parte. La vera sfida è, quindi, risolvere il problema dell'uovo.

I punti importanti

1. Un'emozione contiene un'informazione in merito a un bisogno che deve essere soddisfatto.
2. Tutte le emozioni negative derivano dalla paura, ma si differenziano a seconda del bisogno da soddisfare. La paura ci guida verso il benessere.

3. Le persone che non affrontano le loro emozioni non hanno mai imparato a decifrarle e sfuggono questi sentimenti sgradevoli adottando comportamenti pericolosi di distrazione che fanno male al corpo.
4. Quando non si affrontano le emozioni, l'informazione che esse veicolano ritorna sempre. Alla lunga questo può avere delle ripercussioni psicologiche e fisiche.

Dunque, per favore... ascoltiamo le nostre emozioni, perché ci trasmettono un messaggio: "C'è qualcosa che non va e noi dobbiamo risolvere il problema!".

Il non conosciuto universale

Quando spiego il sistema nervoso ai miei studenti di medicina, li incoraggio a esplorare la loro creatività, soprattutto per ciò che riguarda le domande di argomento medico che non hanno una chiara risposta. Le nozioni scientifiche attuali sul ruolo delle emozioni e la loro localizzazione nel corpo sono ancora limitate. Certo, conosciamo alcune regioni anatomiche implicate, come il sistema limbico e le sue strutture, quali l'ipotalamo, l'amigdala, l'ippocampo (eh già, ne abbiamo uno nel cervello), ma nessuno ha mai osservato un'emozione al microscopio e, quanto al loro funzionamento, i dati sono molto limitati. *Dove sono le nostre emozioni*? Sappiamo che vi sono implicati certe molecole e certi peptidi, ma non abbiamo identificato il meccanismo che spiega le differenti emozioni.

Molti pensano che le emozioni non siano gestite unicamente dal cervello, perché alcuni recettori di neuropeptidi sono stati scoperti in diverse parti del corpo[113]. Altri credono che si localizzino nel sistema nervoso autonomo (automatico), cosa che potrebbe spiegare reazioni come lo shock vagale, la perdita di coscienza causata da un surplus emozionale, o le reazioni dette "viscerali". Le emozioni sono anche accompagnate da sensazioni fisiche: quali contrazioni, crampi, battiti[113-114].

Non vi è dunque alcun consenso sulla localizzazione anatomica delle emozioni. Al contrario, ormai ci sono abbastanza prove che vengano comunicate a tutte le cellule del corpo. La dottoressa Candace Pert, farmacologa e autrice del libro *Molecole di emozioni,* spiega che la sfera mentale comunica e scambia costantemente informazioni con la sfera fisica. Le nostre emozioni pertanto circolano in tutto il corpo e possono essere presenti in ogni cellula di ogni organo di ogni sistema[113].

Il linguaggio emozionale è un linguaggio universale, innato; completamente indipendente dalla parola, ha un ruolo importante nell'evoluzione. Alcuni recettori emotivi sono stati trovati in organismi unicellulari primitivi[115]. Queste scoperte comportano enormi implicazioni. Le emozioni sarebbero dunque state conservate, sin dalla loro origine, nelle forme di vita più semplici, e avrebbero continuato a svilupparsi in una rete psicosomatica complessa come quella dell'essere umano[113].

L'universalità delle emozioni è resa evidente anche dall'importanza del linguaggio non verbale. Quando comunichiamo, meno del 10% della comprensione passa attraverso le parole. Tutto il resto della comunicazione proviene dal non verbale: la postura, i gesti, la mimica facciale e l'intonazione della voce. Tutte queste componenti del non verbale hanno alla base lo stato mentale e le emozioni. Le ricerche dimostrano che il non verbale emotivo è simile in tutti gli individui del pianeta, sia che provengano dalla Papuasia, dalla Cina o dal Burkina Faso[109,113]. Quando guardiamo un film in lingua straniera, non cogliamo comunque l'essenza delle situazioni al di là dell'immagine?

Il linguaggio emozionale è quindi identico in tutto il mondo *e* condiviso da tutti gli esseri viventi, e questo dalla notte dei tempi. Gli animali percepiscono le nostre emozioni e noi le comunichiamo agli altri automaticamente, grazie al fenomeno della risonanza (cap. 8); le emozioni sono dunque il linguaggio più diffuso sulla terra, ancora più utilizzato dell'inglese, del cinese e dello spagnolo. Non è una lingua che s'impara tramite la fonetica, gli accenti e l'ortografia, è un linguaggio che ci è proprio dalla nascita e che tutti gli esseri comprendono, anche se, in ragione della sua natura immateriale, è veramente complicato. La scienza è solo ai primi vagiti nello studio delle emozioni. Questo è però del tutto secondario; cominciamo con il prestare loro attenzione, ascoltandole, e il resto verrà da sé.

LETTURE CONSIGLIATE

C.D. Banyan, *The Secret Language of Feelings: A Rational Approach to Emotional Mastery*, Banyan Hypnosis Center, 2002[75].

Capitolo 4

Al di là dei confini

Esistono due modi di sbagliare: credere in ciò che non è e rifiutarsi di credere in ciò che è.

– Søren Kierkegaard, filosofo

Infrangere i dogmi

Un dogma è l'affermazione che una credenza debba essere considerata una verità assoluta, fondamentale, incontestabile e intangibile, da parte di un'autorità politica, filosofica o religiosa che in certi casi impiegherà anche la forza per imporla. La storia dell'umanità ci dimostra che molti dogmi sono stati smentiti; tuttavia a causa di una mancanza di prospettiva e di una visione egocentrica della realtà, questi errori, ben radicati nel sistema di credenze, hanno influenzato il mondo per millenni. Diverse volte nella storia ci siamo creduti al centro dell'universo e questa percezione sbagliata è ancora presente.

Per esempio, in una particolare epoca, uno di questi dogmi affermava che *la Terra fosse al centro dell'universo e che il Sole le ruotasse intorno*. Coloro che proclamavano il contrario erano considerati pazzi. Come mai venivano giudicati con tanta severità per una semplice differenza di opinione? Perché una volta che un dogma entra a far parte di un sistema, le persone si rifiutano di cambiarlo. Questa chiusura mentale si spiega facilmente: le credenze sono come i pilastri o le fondamenta di una casa. Le persone sono confortate dalle proprie credenze, anche quando sono false, perché apportano sicurezza e solidità alla loro morale casalinga. Preferiscono vedere il mondo così come l'hanno sempre conosciuto, poiché modificare le loro credenze significherebbe distruggerne le fondamenta, e li renderebbe molto insicuri. Scelgono l'ignoranza e non il cambiamento; preferiscono l'illusione della sicurezza all'evoluzione. È il circolo vizioso che alimenta il dogmatismo, ma ogni volta che un dogma è stato confutato, l'essere umano ne è uscito vincitore. I progressi tecnologici aiutano a infrangere questi dogmi, perché permettono di creare strumenti e ottenere prove che aprono nuove prospettive sulla verità.

Detto questo, anche ai nostri giorni sono necessarie *molte* prove per modificare delle convenzioni di lunga data, sempre a causa della paura del cambiamento e delle false sicurezze. Un altro esempio di dogma infranto riguarda l'immagine che si aveva della Terra solo sei secoli fa: si credeva fosse piatta e tutti quelli che dicevano il contrario erano trattati da eretici e minacciati di scomunica per aver pronunciato questa "blasfemia". "Perché la Terra non potrebbe essere rotonda?". Chiedeva allora un eretico. "Perché noi *sappiamo* che è piatta" rispondevano le autorità.

Oggi, noi *sappiamo* che è vero il contrario.

I principali responsabili dell'errore all'origine di questa credenza sarebbero stati i nostri sensi, recettori molto limitati; guardando lontano, le persone avevano l'illusione che la Terra fosse piatta. È stato necessario lo sviluppo di un nuovo strumento, un'imbarcazione capace di percorrere lunghe distanze, per offrirci una nuova prospettiva: se si può fare il giro del pianeta, allora questo certamente non è piatto. I nostri occhi si erano ingannati. Che cambiamento radicale, dopo che una verità era stata creduta tale per migliaia di anni! Un giorno la Terra è piatta, e il giorno dopo è rotonda. Quale vittoria, per l'uomo, l'affermazione di questo nuovo concetto, completamente corrispondente alla realtà!

La separazione corpo/mente è fittizia

Non serve a nulla correre; bisogna partire puntuali.

– Jean de La Fontaine, *La lepre e la tartaruga*

Molti anni fa, le teorie del matematico René Descartes (1596-1650) sono state utilizzate per generare una dicotomia profonda nella visione della natura dell'uomo, cioè una separazione del corpo fisico dal corpo psichico. Eppure, Descartes aveva sostenuto che le due parti interagivano fra loro, specialmente con l'intermediazione della ghiandola pineale, e che molte delle nostre esperienze, come le emozioni, non dovevano essere attribuite solamente all'anima, né solo al corpo, ma alla stretta unione che regna fra i due[1].

L'orientamento della medicina negli ultimi secoli è stato di tralasciare la parte immateriale e di esaminare l'essere umano in ciascuna delle sue componenti fisiche, secondo un approccio definito materialista e riduzionista. Questo ci ha permesso di comprendere il funzionamento di ogni cellula di ogni organo, in modo *isolato*. Tuttavia, le applicazioni di questi concetti al corpo umano hanno i loro limiti. L'onnipresenza degli effetti secondari legati ai trattamenti dimostra che esistono ancora poche terapie mirate a un solo punto in modo isolato. Sembra che tutte le parti del corpo comunichino e interagiscano fra loro; infatti, molte delle nostre affezioni croniche sono multifattoriali, cioè hanno più di una causa.

È chiaro che esiste una connessione fra la mente e il corpo, com'è illustrato da diverse sindromi cliniche, per esempio il "disturbo di conversione", in cui compare un problema fisico a seguito di un intenso shock emotivo. Così una persona che vive una perdita importante può, senza alcuna causa fisica associata, diventare improvvisamente cieca o ritrovarsi con un arto paralizzato, e i test medici lo confermano. In questo caso, una volta elaborato il lutto, la vista o la funzionalità dell'arto si ristabiliscono come per incanto! Esiste quindi una connessione fra il mondo del visibile e quello dell'invisibile.

Del resto, non riusciamo a localizzare bene neppure l'intelligenza e non abbiamo ancora chiarito il mistero della connessione fra il corpo e la psiche, ma anche questa entità è ben reale. Le ricerche del dottor Beauregard, dell'Università di Montréal, dimostrano che la coscienza non fa integralmente parte del cervello, ma che interagisce con esso. I nostri pensieri, come le nostre emozioni, non possono essere spiegati con i principi scientifici che utilizziamo oggi. Per comprendere la coscienza, occorrerebbe ridefinire i nostri concetti scientifici di base, compresi quelli relativi alla materia[2].

La ricerca medica è metodica. In questo modo ha potuto svilupparsi e ha permesso di scrutare il mondo fisico fin nei suoi più piccoli dettagli. La ricerca medica classifica, analizza, categorizza e mette a confronto. Che cosa? Gli elementi e i segni fisici misurabili, come la temperatura, il polso, la pressione arteriosa, la durata della vita. Si tratta di parametri che danno un valore oggettivo alla scienza, perché i risultati sono uniformi. Tutto il mondo sa che cosa rappresenta un centimetro. Al contrario, le emozioni sono impossibili da studiare in questo modo, poiché non sono sempre "oggettivabili". Esse corrispondono piuttosto a un lato trascurato della medicina: la sua dimensione artistica. Non si può fare a meno di costatare che poche persone ascoltano le proprie emozioni, in particolare i cervelli metodici e cartesiani; a scuola non si insegna l'interpretazione delle emozioni, e quindi sono pochi quelli che le ascoltano. E coloro che lo fanno non necessariamente sanno come decifrarle, e se ci riescono, non sono capaci di parlarne agli altri. Non abbiamo alcun linguaggio univoco per le emozioni. La noia e la tristezza possono rivestire differenti significati a seconda del soggetto che le prova; nessuno vive le emozioni allo stesso modo. Una prova difficile avrà differenti ripercussioni a seconda del credo, della forza e delle esperienze di ciascuno. Inoltre, esistono differenze culturali nel vivere le emozioni; in alcune culture si incoraggia a esprimerle, in altre si insegna a reprimerle. Vi sono anche differenze a seconda del sesso; gli uomini hanno la tendenza a nascondere le emozioni per "proteggere" la propria virilità.

La scienza si basa sulla comparazione di elementi oggettivi. Siamo in grado di categorizzare e confrontare ciò che le persone ci riferiscono, elementi completamente soggettivi e caratterizzati da una grande variabilità? Possiamo veramente utilizzare il razionale per studiare l'irrazionale? Non proprio. Non possiamo vedere, contare, disegnare né toccare le emozioni. La ricerca medica da molto tempo ha però segnalato che i domini della psiche e dello spirituale hanno una grande influenza sulla salute. Questo fenomeno complica anche l'interpretazione delle ricerche, perché i risultati variano a seconda dell'individuo testato. Abbiamo quindi elaborato degli eccellenti stratagemmi per accantonare momentaneamente la dimensione mentale, giusto il tempo di demistificarla. Abbiamo chiamato questo stratagemma "effetto placebo"; costituisce l'insieme della personalità, dell'ego (cap. 6), delle emozioni, delle credenze e delle attitudini dei pazienti. L'effetto placebo è a volte anche più potente dei trattamenti testati (cap. 9). Scienze rivoluzionarie quali la psiconeuroimmunologia, la fisica quantistica e l'epigenetica permettono finalmente di esplorare questo tesoro dimenticato della salute.

Luce e materia

L'essere umano è un'opera d'arte magnificamente concepita. La sua forma è stata strutturata dalla forza di un'intelligenza suprema che conquisterebbe tutti i premi Nobel della Terra e dell'universo. E ciò che importa molto più della sua forma, è che questa opera d'arte è *viva*. Pensa, crea e interagisce. La vita è ancora molto misteriosa per noi; più scaviamo per conoscerne i dettagli, più prendiamo coscienza della sua complessità. Malgrado tutti i film di fantascienza, siamo ancora incapaci di costruire robot funzionanti a nostra immagine, che possano provare emozioni, elaborare idee, guarire e riprodursi. Per quanto mi riguarda, sono ancora completamente sbalordito dalla bellezza degli esseri viventi, e soprattutto di quello più evoluto: l'uomo.

Scienziati geniali come Darwin hanno compreso che, con il tempo, la vita ha la tendenza naturale a diventare più complessa[3-4]: la complessità e l'evoluzione sono le volontà della vita. Alcune persone pensano che l'essere umano sia più intelligente della vita che lo ha creato. Ora, noi siamo, a oggi, i dominatori della catena alimentare terrestre, ma non possiamo dichiararci più intelligenti di qualcosa che non comprendiamo veramente.

La vita racchiude ancora grandi misteri, però la sua intelligenza è in noi e in ciò che ci circonda; ci accompagna, ci culla e ci fa vivere delle emozioni.

A scuola ci hanno insegnato che i più piccoli costituenti della materia sono gli atomi. Unendosi formano delle molecole. Queste molecole, combinate, possono creare un corpo solido, liquido o gassoso. Gli atomi formano così tutto il mondo fisico che noi conosciamo, compresa ogni cellula del nostro corpo. Nella sua architettura l'atomo assomiglia a un sistema planetario. Il nucleo è formato da protoni e neutroni. Intorno al nucleo ruotano gli elettroni, come i pianeti intorno al Sole (fig. 4.1). Proprio come nel sistema solare, una distanza enorme separa gli elettroni dal nucleo, cosa che fa sì che il mondo materiale sia principalmente costituito da vuoto. Sì, quando ci sediamo su una sedia, ci sediamo principalmente sul vuoto, sull'immateriale. Anche noi quindi siamo costituiti principalmente da questo vuoto. Uno spremiaglio, una sedia e un litro di vodka sono solo raggruppamenti di miliardi di atomi differenti, ognuno dei quali forma, in modo distinto, lo spremiaglio, la sedia e la vodka.

Recentemente si è scoperto che all'interno dell'atomo, oltre agli elettroni, ai protoni e ai neutroni, esistono molte altre microparticelle con funzioni diverse, tra le quali i neutrini, i positroni, i quark, i muoni, gli adroni e i mesoni. Più le nostre tecnologie diventano complesse, più ci consentono di scrutare l'infinitamente piccolo.

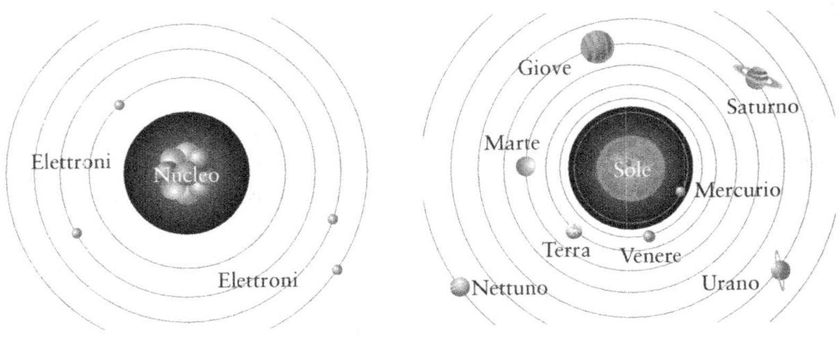

Figura 4.1 *L'architettura di un sistema nucleare, paragonata a quella del sistema planetario.*

La teoria fisica più recente è la "teoria delle stringhe", secondo la quale le particelle subatomiche sarebbero costituite, alla base, da piccole stringhe energetiche che vibrano[5]. Noi non saremmo quindi veramente formati da particelle fisiche e *la materia sarebbe un'illusione.* La fisica quantistica di Max Planck e la fisica relativista di Einstein ($E = mc^2$) avevano già annunciato queste deduzioni più di cento anni fa[6]. I nostri sensi ci hanno di nuovo raggirato! Il mondo fisico è solo una manifestazione del mondo immateriale, la punta dell'iceberg di cui la maggior parte non è visibile. Tutto ciò che percepiamo intorno a noi è, in pratica, energia organizzata.

L'essenziale è invisibile agli occhi.

– Antoine de Saint-Exupéry

All'inizio del XX secolo la scoperta dell'energia "atomica" invisibile faceva presagire un grande cambiamento, un progresso e un'evoluzione dell'umanità. Purtroppo queste scoperte sono cadute in mani sbagliate e sono state utilizzate per fabbricare delle bombe. Oggi, però, ci siamo affrancati da questo errore e abbiamo compreso la vastità della vita quantica. Nel corso degli ultimi secoli la scienza occidentale si era fondata unicamente su concetti di materia che costituivano i principi basilari della biochimica e della genetica, una concezione della fisica inaugurata da Isaac Newton nel XVII secolo. A causa di questa visione centrata unicamente sulla materia, anche la medicina si è basata su trattamenti fisici e molecole, quali i farmaci. Del resto il XX secolo è stato il secolo della scoperta di due molecole: il DNA e la penicillina. Ma questa visione centrata principalmente sulla materia ha mostrato il proprio limite, poiché riduce il funzionamento degli esseri viventi a quello di un apparecchio dotato di "meccanismi", come potrebbe essere un sistema a ingranaggi. Ora invece sappiamo che la materia non è unicamente materia e non si possono dunque ignorare i principi del mondo intangibile: la vita è governata anche dall'energia invisibile. Solo la fisica quantistica sembra in grado di spiegare l'intensa energia sprigionata dalla fotosintesi, l'incredibile attività enzimatica, la miracolosa stabilità del DNA e il famoso senso dell'orientamento degli animali migratori[7]. È una prodigiosa cassetta degli attrezzi che viene in aiuto alla medicina e ci permette di comprendere molti fenomeni un tempo inspiegabili. Non viviamo più nell'era dell'analogico; ora ci troviamo nell'era del numerico.

Noi siamo un vasto campo elettromagnetico.

La medicina orientale è una medicina energetica, che sostiene da migliaia di anni questa visione. Molti pazienti vi fanno ricorso per completare la terapia a cui si sottopongono, che considerano insufficiente; hanno ragione, poiché gli elementi fisici non sono che una manifestazione del mondo energetico, la punta emersa dell'iceberg[8]. Focalizzandoci sul mondo fisico, riusciamo facilmente a trattare i problemi acuti, ma quelli cronici vengono affrontati solo in modo superficiale; si trascura la parte sommersa dell'iceberg. Le appendiciti perforate, le emorragie cerebrali e le fratture ossee richiedono l'intervento di un chirurgo, eppure le medicine orientali esistono da cinquemila anni e sono sempre più popolari. Perché? Perché aiutano il mondo a modo loro.

I rivelatori parziali della verità

Il corpo fisico è la nostra ultima manifestazione su questa terra; non è qualcosa di dato una volta per tutte, perché si trasforma in continuazione. La maggior parte dei nostri atomi si rinnova ogni anno[9]. I sensi sono antenne che sondano l'ambiente che ci circonda, ma sono dei miseri giudici della verità, poiché non riescono a scoprire che una piccola parte di questo mondo. Ci danno l'illusione di vivere in un mondo fisico, ma è falso. I costituenti energetici della materia vengono captati dai nostri sensi e decodificati dal cervello razionale in forma fisica. Noi elaboriamo continuamente delle rappresentazioni errate di ciò che ci circonda. Prendiamo l'esempio dell'elefante (fig. 4.2). Se chiediamo a dei ciechi di descrivere un elefante, daranno tutti spiegazioni differenti, basate sulla rappresentazione dell'elefante secondo la loro prospettiva. Ciò che ciascuno dice è vero, ma non rappresenta che una parte della verità, perché mancano di prospettiva.

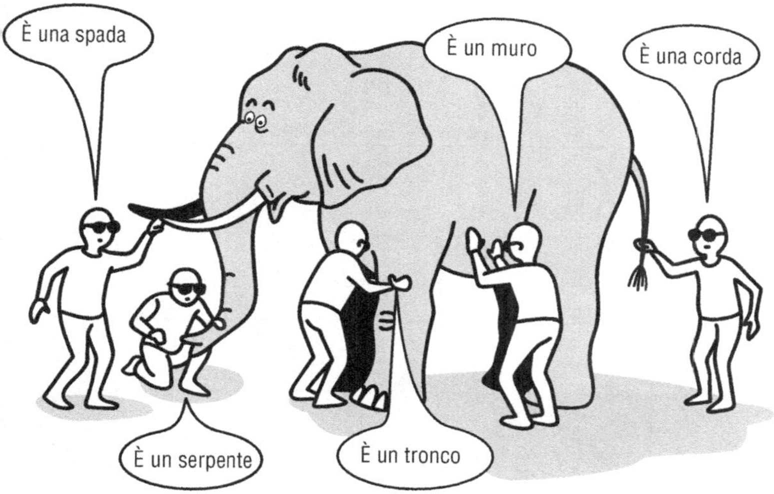
È una spada
È un muro
È una corda
È un serpente
È un tronco

Figura 4.2 *Percezioni e punti di vista: i ciechi e l'elefante.*

Un altro esempio è quello dell'uomo ubriaco che cerca le chiavi di casa sotto un lampione. Quando un passante gli domanda perché non prova a guardare più in là, l'uomo risponde che oltre il lampione non ci vede, perché è troppo buio.

Finché penseremo che l'unica verità possa essere colta dai cinque sensi, resteremo handicappati, lontani dalla verità suprema, proprio come il cieco che descrive l'elefante e l'uomo ubriaco che cerca le chiavi sotto il lampione. I sogni, le emozioni, l'amore, l'intuizione, la coscienza e la creatività sono elementi che sfuggono ai nostri sensi; non si possono né misurare né pesare, ma noi sappiamo che esistono... *tutti*. L'informazione codificata è alla base degli atomi; circola e comunica con noi e con il resto dell'universo. Proprio come suggerisce il film *Matrix,* c'è tutto un mondo da scoprire quando si smette di giudicare le cose con i propri occhi.

Quello che percepiamo con gli occhi (cioè i colori dell'arcobaleno) non costituisce che una minuscola parte (1%) della luce (fig. 4.3).

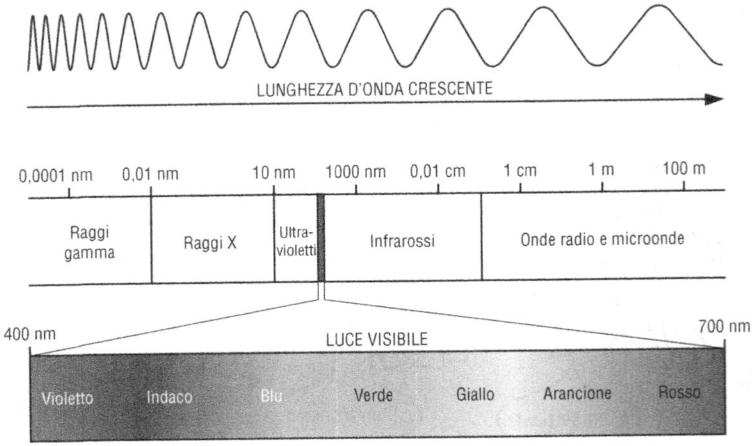

Figura 4.3 *Lo spettro elettromagnetico: i nostri occhi colgono solo un'infinitesima parte dell'universo.*

La maggior parte dello spettro elettromagnetico non è assolutamente percepibile con i sensi! I segnali cellulari, le onde Bluetooth, le reti Wi-Fi e tutte le nuove tecnologie senza fili circolano intorno a noi e noi non le vediamo, perché non possediamo i sensi atti a decodificarle; i veri recettori sono le antenne della televisione, della radio, dei cellulari, ecc. Che dire poi delle microonde, dei raggi infrarossi e ultravioletti? Delle radiazioni cancerogene, quali i raggi X e i raggi gamma? Esistono tutti, *ovunque* intorno a noi, e formano *la parte più grande* dello spettro elettromagnetico, ma il corpo umano non possiede i recettori adatti per identificarli. Però oltre ai cinque sensi, noi possediamo un altro recettore importante, quello delle emozioni. Allora perché tralasciamo queste informazioni?

> Ciò che mi ha permesso di guarire è questa riflessione. Una formica che sta rosicchiando un filo d'erba in un campo che brucia, continuerà a rosicchiarlo. Brucerà viva, ma seguiterà a mangiarlo. Perché? Perché nella logica dell'evoluzione non ha mai avuto bisogno di sviluppare la percezione del fuoco. Per lei, il fuoco non esiste. È un po' quello che succede a noi con gli infrasuoni e gli ultrasuoni.

Sappiamo che esistono, perché possiamo rilevarli grazie a certi apparecchi, ma senza questi ultimi non siamo riusciti a percepirli. La stessa cosa avviene per i raggi infrarossi o ultravioletti, che non possiamo percepire a occhio nudo. Potrei salvare la formica dicendole: "Guarda, rifletti un attimo...?". Evidentemente no: il solo modo di salvarla sarebbe di raccoglierla e spostarla un po' più lontano.
In quanto essere umano, possiedo una forma di coscienza di ciò che provo. Sono capace di essere io stesso il soggetto di osservazione, di percezione e di riflessione. Una volta che realizzo di avere una programmazione specifica che fino a oggi mi ha servito bene, ma che mi ha anche condotto su una particolare strada, quella del cancro, posso coscientemente decidere di abbandonare questa strada, di pormi domande sulla sua origine e di scegliere. Mi sono anche reso conto che è inutile dare una risposta a qualcuno che non si è ancora posto alcuna domanda; questa persona semplicemente non è ancora arrivata alla tappa di cui sto parlando, non è quindi aperta a questo. Sta percorrendo la propria strada, proprio come me. La formica non si rende neppure conto che brucerà nel campo. Non capisce che, restando là, sta facendo quanto c'è di meglio per finire bruciata. Fa la sua strada, è programmata così. Non può concepire altro.

Michel Lemeilleur, sessantadue anni,
paziente dell'ospedale Maisonneuve-Rosemont, Montréal

La coscienza si manifesta

Secondo le ricerche della fisica quantistica, l'universo è, di base, una serie di probabilità multiple. Quando esaminiamo i più piccoli elementi della materia, ci rendiamo conto che non esistono neppure in modo stabile; si comportano a volte come materia e a volte come onde; a volte sono tangibili, altre intangibili. Un celebre esperimento quantico, eseguito più di un secolo fa, l'"esperimento della doppia fenditura", dimostra che l'elettrone, cioè una piccola biglia di materia, non è sempre presente sotto questa forma. L'elettrone crea anche un modello di interferenza compatibile con un'onda, cioè un oggetto con traiettorie dalle possibilità infinite. Nel mondo quantico, un oggetto può trovarsi in più stati contemporaneamente; questa "sovrapposizione" gli permette di percorrere due strade nello stesso momento[7]. Applicato alla fotosintesi, questo dono dell'ubiquità quantica consentirebbe agli elettroni eccitati dalla luce di propagarsi nelle piante imboccando tutte le strade possibili allo stesso tempo e senza dispersione[7]. Al contrario, in certe condizioni, gli elettroni cessano di comportarsi come onde e assumono una sola forma solida. Ciò che li fissa nella materia è l'intenzione di chi li guarda[6,8,10]. L'ingrediente essenziale di questo mondo sarebbe verosimilmente la coscienza che lo osserva, la quale permette di fissare una probabilità quantica in materia. La nostra coscienza ha dunque il potere di modellare il mondo.

I nostri pensieri e le nostre emozioni generano delle onde che possono materializzarsi nel mondo fisico. Questo concetto è più facile da accettare se si pensa ai nuovi videogiochi in cui il controllore principale è l'attività psichica: un casco a elettrodi serve da interfaccia e permette di convertire le informazioni mentali in comandi[11,12].

E se questo gioco fosse il nostro DNA?

LETTURE CONSIGLIATE

L. McTaggart, *The Field*, Harper Perennial, 2002, trad. it., *Il campo del punto zero. Alla scoperta della forza segreta dell'universo*, Macro Edizioni, Cesena, 2004[6].

M. Beauregard, D. O'Leary, *Du cerveau à Dieu*, Guy Trédaniel Éditeur, 2008[2].

Capitolo 5

Epigenetica: i geni non fanno il nostro destino

I grandi spiriti hanno sempre incontrato una violenta opposizione da parte degli spiriti mediocri. Questi ultimi non possono comprendere come un uomo utilizzi la sua intelligenza onestamente e con coraggio senza sottomettersi a pregiudizi ereditati.

– Albert Einstein

Ho qualcosa da confidarvi. Sono nato cristiano, il che spiega il mio nome, e ho praticato questa religione sino all'adolescenza. Certamente a quell'epoca pregavo Dio senza capire nulla di spiritualità. Non facevo altro che recitare meccanicamente e a memoria i testi che imparavo al catechismo.

Mi ricordo pure il momento in cui ho abbandonato la fede in Gesù. Frequentavo all'epoca il secondo anno di medicina e avevo partecipato a una conferenza sulla teoria evoluzionistica di Darwin. Ho realizzato allora che questa teoria andava contro l'esistenza di un Dio onnipotente e legava le nostre caratteristiche e la nostra intelligenza a mutazioni aleatorie nel DNA.

Sono passati molti anni. Ero persuaso che l'ateismo fosse l'unica via e che la religione fosse una sciocchezza. La spiritualità (che mettevo sullo stesso piano della religione) era secondo me una vestigia del passato, come le streghe e i draghi. Tutti noi sappiamo che molte atrocità sono state commesse in nome di Dio, comprese le crociate e il terrorismo. Se a questo aggiungiamo le storie dei preti pedofili... il gioco è fatto: evviva il DNA!

Dio o evoluzione?

La scienza si è sviluppata per colmare i vuoti delle religioni, ma il DNA è diventato, a sua volta, quasi una religione. Negli anni ottanta pensavamo che la genetica ci avrebbe rivelato il segreto della vita, che tutto potesse essere spiegato con il DNA e che il nostro bagaglio genetico predicesse esattamente che individui saremmo stati. Un gene per il naso piccolo, un altro per la distribuzione dei peli, un altro ancora per la bella voce; ci sarebbe un gene per ogni caratteristica dell'essere vivente. Attendavamo il compimento del famoso progetto del genoma umano e sognavamo di poter fabbricare degli esseri eccezionalmente intelligenti, belli, forti e gentili, degli ibridi di Superman, di Barbie e del professor Tornasole; bastava solo combinare i geni come i pezzi del Lego!

Che cos'è successo alla fine al progetto del genoma umano? Perché non ne abbiamo più sentito parlare? Dove sono i nostri belli e potenti professor Tornasole?

Rispetto alle grandi aspettative, i risultati di questo progetto sono stati abbastanza deludenti.

Una delle prime delusioni riguarda il numero dei geni individuati. Un grano di riso contiene 38.000 geni; ora, per spiegare la complessità dell'uomo ci si aspettava di catalogarne almeno 100.000 in ciascuna delle nostre cellule. Sorpresa: ogni cellula ne contiene solo 25.000[1]. Che cos'è successo agli altri 75.000? Come ci si può spiegare che un semplice grano di riso ne contenga molti di più? Come dimostrare il miracolo dell'essere umano con così poca materia?

Il risultato più sorprendente è che il nostro codice genetico è in sostanza identico a quello delle scimmie. Possediamo, infatti, il 99% dei loro geni. In altre parole, non c'è *nulla* nel nostro DNA che spieghi perché siamo più intelligenti degli scimpanzé[2]. Non abbiamo individuato dei geni che codifichino le nostre abilità nelle scienze politiche o la nostra capacità di fabbricare delle banderuole a forma di gallo. Ma se la nostra intelligenza non è compresa o codificata nei geni, allora da dove viene?

Silenzio.

Non abbiamo ancora spiegato l'intelligenza, ma una cosa è certa: anche gli esseri viventi primitivi sono intelligenti. L'intelligenza sembra essere alla base della vita. Mentre noi possediamo trilioni e trilioni di cellule, esistono organismi che ne possiedono una sola. Questi microorganismi unicellulari, come le amebe, sono in grado di ritrovare la via in labirinti molto complicati unicamente tramite tentativi ed errori[3-4]. Sono anche capaci di adattarsi all'ambiente, come i batteri si adattano agli antibiotici e le cellule negative alle terapie. Sappiamo anche che le cellule immunitarie hanno una capacità di apprendimento e una memoria a breve e a lungo termine[5]. La *vita* è *intelligente*. L'intelligenza degli altri esseri viventi è molto più sottile della nostra e per questo non la notiamo[6].

Se rileggiamo la teoria dell'evoluzione, ci rendiamo conto che Darwin (1809-1882) non ha mai parlato di DNA, perché il DNA non era ancora stato scoperto. Inoltre, quella che ci insegnano a scuola non è la teoria originale dell'evoluzione di Darwin, ma una concezione che, con il tempo, è stata "adattata" e modificata. Viene chiamata teoria neodarwiniana e la cosa si presta a confusione. Secondo questa teoria, gli esseri viventi si evolvono unicamente in ragione di mutazioni casuali nel DNA – trasformazioni del codice genetico dovute al caso – che conducono alla selezione naturale. In altre parole, chi sopravvive ha subito delle mutazioni casuali che l'hanno avvantaggiato. Per esempio, se una tigre nascesse con le ali, in seguito a una mutazione casuale, potrebbe mangiare gli animali che volano e salvarsi dai disastri naturali; per questo avrebbe più possibilità di sopravvivere di una tigre ordinaria senza ali. Avrebbe anche più possibilità di accoppiarsi con una tigre femmina per trasmettere i suoi geni di tigre volante e creare una nuova temibile razza. "Ognuno per sé" è la legge del più forte.

La teoria neodarwiniana ha creato un dogma in medicina, cioè che il DNA sia l'unica origine della vita. Ma qual è il punto debole di questa teoria?

Avete mai percorso una strada nella quale tutte le auto parcheggiate sullo stesso lato avevano una contravvenzione sul parabrezza? Si è trattato forse di un distributore automatico in azione solo su un lato della strada? O forse la prima persona che ha parcheggiato, ignorando la segnaletica, si è sbagliata, e le altre hanno seguito il suo esempio, presumendo che fosse nel giusto?

La teoria neodarwiniana trascura un aspetto molto importante della teoria originale dell'evoluzione. Darwin aveva detto che, oltre alla selezione naturale, gli animali e le piante potevano ereditare delle abitudini sviluppate dai loro genitori nel corso della vita[7-8]. Citava l'esempio delle galline che nascono con una diffidenza istintiva verso i predatori, ma che dopo qualche generazione di addomesticamento perdono questa diffidenza verso i cani e i gatti di casa. Un simile adattamento, secondo la teoria di Darwin, non è dovuto al caso. La specie si sarebbe evoluta e si sarebbe adattata "solamente per abitudine"; i pulcini non hanno paura degli animali domestici, ma diffidano di quelli selvatici. "In alcuni casi sono sufficienti delle abitudini compulsive per produrre dei cambiamenti [...] ma nella maggior parte dei casi, abitudini e selezione vi contribuiscono entrambe[7-8]".

Gli esseri viventi si evolvono quindi non solo in ragione di cambiamenti genetici casuali, ma anche perché, a seconda dell'ambiente in cui vivono, sviluppano delle abitudini che tramandano ai loro discendenti. La parola "abitudine" mostra che il comportamento e la volontà degli esseri viventi hanno anche una ripercussione sull'evoluzione.

La teoria dell'evoluzione più conosciuta non è quindi quella di Darwin, ma una teoria adattata alla scoperta del DNA. I neodarwinisti rifiutavano anche la teoria di Jean-Baptiste Lamarck (1744-1829) che, nell'evoluzione, attribuiva un grande ruolo al comportamento dell'essere vivente e alle sue scelte. Queste due teorie, l'originale di Darwin e quella di Lamarck, sono importanti per la comprensione della vita e toccano differenti aspetti dell'interazione fra le popolazioni e l'ambiente[9].

Se la nostra vita fosse completamente predeterminata dal codice genetico, i gemelli identici dovrebbero essere ancora identici dopo cinquant'anni. Invece non è ciò che si osserva (fig. 5.1). Gemelli identici invecchiano in modo diverso e sviluppano problemi di salute diversi e possono morire con una differenza di età media di dieci anni[10]! Uno studio pubblicato sul *New England Journal of Medicine*, condotto su circa 45.000 gemelli, mostra che questi individui geneticamente identici *non* hanno lo stesso fattore di rischio per il cancro. La genetica gioca un ruolo minore nello sviluppo del cancro e sarebbe piuttosto l'ambiente la causa più importante[11].

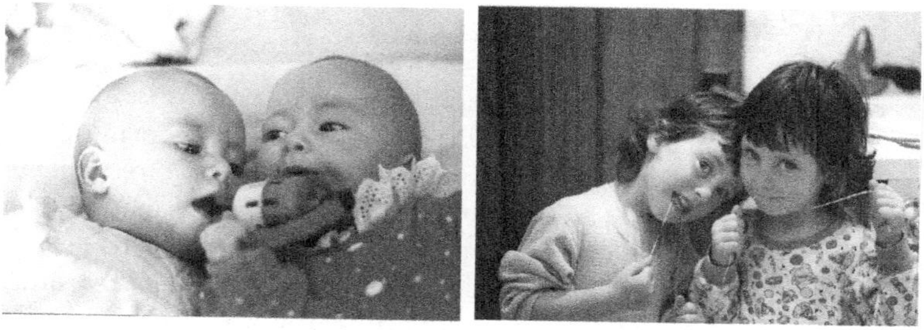

Figura 5.1 L'influenza dell'ambiente: persone geneticamente identiche invecchiano in modo differente.

Un altro studio pubblicato nello stesso periodo riguarda il rischio genetico di sviluppare il cancro da parte dei *bambini adottati*. Se un genitore biologico ha avuto il cancro prima dei cinquant'anni, suo figlio, che è stato poi adottato, corre lo stesso rischio? Lo studio dice di no. I precedenti dei genitori biologici non hanno alcuna influenza sul rischio dei figli di sviluppare un cancro. Al contrario, questo rischio si quintuplica nei bambini adottati quando i genitori *adottivi* hanno avuto un cancro[12]. È sorprendente, poiché i genitori adottivi non li hanno concepiti e non hanno trasmesso loro i propri geni; condividono con questi bambini solo l'ambiente, le abitudini di vita, l'educazione, la personalità, ecc.

Alla luce di queste considerazioni e delle recenti scoperte, ecco alcuni *dogmi* da sfatare, con ripercussioni molto importanti sulla comprensione del cancro.

- Il DNA non è né il segreto della vita né la sorgente della nostra intelligenza.
- Il DNA è solo il disco rigido dove sono archiviate le informazioni della nostra vita, ma queste informazioni provengono dall'interazione con l'ambiente.
- Tutti noi possiamo esercitare un certo controllo sul nostro DNA e influenzare i dati registrati su questo disco rigido[10-13].
- Oltre a poter modificare il nostro DNA tramite i comportamenti, possiamo anche trasmettere tali modifiche ai nostri discendenti[14-20].

DNA: capo o operaio?

Ecco quindi delle buone notizie! Non siamo prigionieri dei geni con i quali nasciamo. Il dottor Bruce Lipton, un pioniere in questo campo, ha dimostrato che i geni ricevono i comandi direttamente dall'ambiente, grazie ad antenne situate sulla membrana (la pelle che avvolge le cellule[13]). Se si paragonasse la struttura della cellula a un edificio, il DNA sarebbe il progetto da seguire per costruirlo e non l'architetto, come si pensava prima. L'ambiente, cioè le condizioni alle quali la cellula è sottoposta, modella il DNA. I progetti della cellula sono letti in modo diverso a seconda dei segnali che provengono dall'esterno. Stiamo dunque assistendo alla nascita di una nuova scienza: l'epigenetica (etimologicamente il prefisso "epi" significa "al di là" della genetica). Questa scienza studia i fattori ambientali che controllano la forma del DNA e l'espressione dei geni in base alle condizioni alle quali sono sottoposti. Fra le condizioni fisiche troviamo il regime alimentare, le tossine ingerite e quelle inalate; fra le condizioni intangibili citiamo l'ambiente sociale, le emozioni e i fattori psicologici. Questi elementi dell'ambiente cellulare sono gli *strumentisti* che modulano il DNA. Il risultato finale è un cambiamento del messaggio dei geni, senza che si verifichi un cambiamento del loro contenuto*. L'epigenetica si occupa non solo dello studio dei geni, uno alla volta, ma anche delle molecole del DNA come insieme che interagisce con l'ambiente.

Immaginiamo una tastiera di pianoforte (fig. 5.2). I tasti sono costituiti da una sostanza solida chiamata DNA e tutti insieme corrispondono a un cromosoma. Ogni tasto corrisponde a un gene che aziona una funzione specifica nel nostro corpo. Per esempio, un tasto nel mezzo corrisponde a un gene codificante per le cellule Natural Killer, che ci difendono dalle cellule tumorali. L'ultimo tasto a destra corrisponde a un gene codificante per il versamento di una lacrima. Ogni nota interagisce costantemente con l'ambiente. La forza con la quale ogni tasto viene premuto, quindi il volume di ogni nota, varia in base a ciò che stiamo mangiando, provando, respirando, ecc. I nostri cromosomi non suonano mai la stessa melodia; la musica prodotta dai geni cambia a seconda del contesto.

* Questo avviene spesso tramite modificazioni chimiche (acetilazione o metilazione) del DNA o delle sue proteine

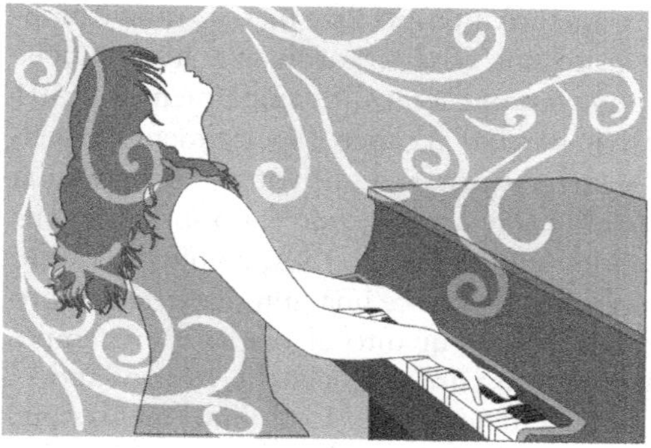

Figura 5.2 *Epigenetica: il DNA della cellula si adatta allo strumentista, che è l'ambiente. L'ambiente può essere sociale, biochimico, ecologico, emotivo, nutrizionale, elettromagnetico, ecc.*

L'ansia, la depressione e la rete sociale sono alcuni dei fattori che alterano i geni. Mi ricordo un periodo, durato diversi mesi, in cui ero ansioso. Frequentavo l'ultimo anno di medicina e studiavo per gli esami finali. Ne uscii stremato nel corpo e nella mente, come molti dei miei compagni. Alcuni ricercatori dell'Università di Tokushima, in Giappone, hanno studiato gli effetti di questi periodi moralmente difficili su un gruppo di studenti di medicina. Hanno prelevato loro del DNA nove mesi prima dell'ultimo esame e l'hanno confrontato con campioni prelevati due giorni prima, nel momento in cui lo stato ansioso era al massimo. Hanno così dimostrato che uno stress psicologico cronico genera dei cambiamenti nei geni: si erano modificati 24 geni codificanti soprattutto per il sistema immunitario[21].

Le ricerche di epigenetica dimostrano, in effetti, che siamo capaci di modificare il nostro DNA. Il dottor Dean Ornish, professore di medicina all'Università di San Francisco, ha segnalato l'influenza della terapia psicosociale e della dieta su pazienti che soffrivano di cancro alla prostata. Questi pazienti avevano rifiutato qualsiasi intervento terapeutico per la malattia, che progrediva molto lentamente, preferendo limitarsi a controllare un marker specifico del cancro che si trova nel sangue. In seguito hanno partecipato a un programma per favorire il benessere che includeva un cambiamento del regime alimentare, la partecipazione a un gruppo di sostegno psicosociale, l'apprendimento di tecniche respiratorie, di visualizzazione e di rilassamento. In capo a tre mesi, le nuove biopsie effettuate hanno rivelato una cosa straordinaria: le modifiche dell'ambiente cellulare avevano generato il cambiamento di 501 geni. Diversi geni negativi associati al cancro, specialmente a quello della prostata e del seno, erano stati disattivati dal programma benessere, per cui la malattia stava regredendo[22]. Lo stato mentale esercita dunque una grande influenza sul DNA, compreso quello delle cellule cancerose, poiché costituisce una grande parte del loro ambiente[10,23-30]. Contrariamente a quanto si credeva un tempo, possiamo quindi somministrare cure epigenetiche controllando i pensieri e ritrovando la pace emotiva[10,31]. Con l'intermediazione del nostro potere decisionale, possiamo anche modificare il regime alimentare, le interazioni sociali e il sistema ecologico. Il DNA è legato alla coscienza. La tabella che segue riassume alcuni recenti lavori sulla modulazione dei geni tramite la forza psichica.

Tabella 5.1 *Modulazione dei geni.*

Influenza della mente sul DNA delle cellule cancerose
Shahzad M.M. et al. (2010): l'ansia cronica modula i geni legati al cancro e interferisce con il sistema immunitario, cosa che può raddoppiare, o anche triplicare la velocità di propagazione delle cellule cancerose[32].
Sanzo M. et al. (2010): le emozioni negative aumentano l'espressione dei geni responsabili dello sviluppo del cancro[33].
Mathers J.C. et al. (2010): l'ansia e il disagio psicologico sono fattori modulatori dei nostri geni e possono indurre la comparsa delle cellule cancerose[29].
Cwikel J.G. et al. (2010): i fattori psicologici possono generare geni negativi e potenziare i fattori di rischio conosciuti, aumentando così il rischio di cancro[28].
Williams J.B. et al. (2009): l'isolamento sociale provoca delle modifiche nei geni negativi e in quelli del sistema immunitario, aumentando così il rischio di cancro[34].
Thaker P.H. et al. (2008): l'ansia modula l'espressione dei geni negativi e aumenta il potenziale di sviluppo e di propagazione del cancro[35].
Landen C.N. et al. (2007): gli ormoni dell'ansia, per esempio l'adrenalina, influiscono sul sistema immunitario, modulano i geni e aumentano la potenza delle cellule cancerose[36].

Yang E.V. et al. (2006): l'adrenalina modula il DNA delle cellule cancerose, rendendole più aggressive[37].

Sood A.K. et al. (2006): l'ansia modula l'espressione del DNA e aumenta la malignità delle cellule cancerose[38].

Yin D. et al. (2006): l'ansia cronica genera dei cambiamenti nell'espressione dei geni che provocano il cancro[39].

Rein H. (2003, 1996): i propositi costanti (positivi o negativi) hanno un'influenza sul DNA delle cellule cancerose[40].

Influenza della mente sull'espressione dei geni dei sistemi immunitario e infiammatorio

Mathews H.L. et al. (2011): le emozioni negative inducono dei cambiamenti epigenetici che indeboliscono il sistema immunitario dei malati, specificatamente le cellule NK che combattono le cellule cancerose[41].

Krukowski K. et al. (2011): il disagio psicologico modifica l'espressione dei geni del sistema immunitario che prendono di mira il cancro, compresi quelli delle cellule NK[42].

Yehuda R. (2009): gli avvenimenti traumatici modificano l'espressione dei geni relativi alla funzione immunitaria[43].

Hayashi T. et al. (2009): ridere aumenta l'espressione genica delle cellule NK[44].

Cole S.W. et al. (2007): l'ambiente sociale influenza l'espressione genica, compresa quella dei geni del sistema immunitario. L'isolamento sociale causa uno stato infiammatorio cronico[45].

Adachi S. et al. (1993): la sofferenza psicologica provoca dei cambiamenti ossidativi nei geni e nuoce alla riparazione del DNA[46].

Altre influenze della mente sul DNA

Berton et al. (2006); Wilkinson et al. (2009): l'isolamento sociale e la depressione modificano l'espressione dei geni[47-48].

Dusek J.A. et al. (2008): il rilassamento ha un effetto positivo sull'espressione dei geni[49].

Rossi E. et al. (2008): l'ipnosi terapeutica, la psicoterapia e la meditazione modulano l'espressione dei nostri geni[50].

McCraty R. et al. (2003): le emozioni accompagnate da propositi costanti modificano la forma del DNA[51].

Gli studi di epigenetica mirano soprattutto a capire il cancro. Questa malattia è ora considerata come una disfunzione epigenetica piuttosto che genetica*[52-54]. Tale scienza rivoluzionaria ha una grande portata e può anche essere utile in altri campi, per esempio in psichiatria. Diversi problemi psichici, come l'ansia cronica, possono essere indotti ed ereditati tramite cambiamenti epigenetici[55-56]. La relazione fra il mentale e il DNA è un argomento in pieno sviluppo!

Il cuore ha un campo elettromagnetico, misurabile con l'elettrocardiogramma e i magnetometri, che è cinquemila volte più potente di quello generato dal cervello. Alcune ricerche condotte dall'HeartMath Institute dimostrano che questi campi magnetici, come i segnali radio, possono penetrare i tessuti e influenzare l'ambiente e il DNA. Così, le emozioni generano dei ritmi cardiaci particolari, emessi e "sentiti" da ciascuna cellula del corpo, che possono modificare il segnale biochimico e l'espressione genica di ogni cellula[40].

La genetica ci ha permesso di identificare le note (geni) sul pentagramma. L'epigenetica ci insegna che il volume di queste note può variare e che, alla fine, il controllo spetta a degli strumentisti (ambiente) di cui prima si ignorava l'influenza. Per esempio, possiamo ereditare dai nostri genitori dei geni favorevoli allo sviluppo del cancro; ma questi geni negativi con i quali nasciamo possono anche restare silenti fintanto che l'ambiente non dà loro una ragione di esprimersi[15,57-58]. I geni possono rimanere inattivi in eterno se nessuno strumentista suona le loro note. Invece, se le condizioni esterne impartiscono l'ordine, tali geni possono diventare aggressivi e innescare lo sviluppo del cancro. I geni hanno dunque un "temperamento". Questo spiega perché la genetica non basta a far luce sul rapporto fra cancro e geni. L'epigenetica apporta un grande contributo nell'identificazione del fattore C mancante nell'equazione del cancro.

Una persona può nascere con un DNA "vergine", cioè con un rischio di cancro pari a zero; tuttavia se questo individuo senza alcun precedente familiare espone l'ambiente delle sue

* Meno del 2% delle malattie sono puramente genetiche, come la fibrosi cistica, la malattia di Huntington e la talassemia beta 13.

cellule a cattive condizioni (diversi episodi di depressioni maggiori, tabagismo, isolamento sociale, cattiva alimentazione, ecc.) potrebbero prodursi dei cambiamenti epigenetici. L'influenza ambientale può dunque modificare la forma o il messaggio del DNA senza cambiarne le sequenze, la struttura di base. Un gene normale può allora *vibrare* come un gene cancerogeno. Tali cambiamenti epigenetici che riproducono il messaggio dei geni negativi sono ora parte integrante del bagaglio genetico di questa persona, che può dunque trasmetterli involontariamente ai propri discendenti[14-20]. Tutti noi potremmo avere quindi, inscritti nel nostro DNA, dei cambiamenti epigenetici scaturiti forse dal mentale di nostro nonno e favorevoli allo sviluppo del cancro. Per contro, come dimostrato dall'influenza dei genitori adottivi e dagli altri studi citati in precedenza, in qualità di esseri umani, abbiamo l'incredibile fortuna di poter utilizzare la nostra coscienza per "far ritornare allo stato naturale" queste sequenze del DNA. Anche se abbiamo scarso controllo sulle sequenze dei geni che abbiamo ereditato, possiamo modulare la loro espressione; possiamo dare loro la conformazione ottimale attraverso scelte individuali e sociali, tramite la nostra *coscienza collettiva,* facendo riferimento ai credo e ai comportamenti condivisi all'interno della nostra collettività[59].

Tutti noi abbiamo una responsabilità individuale e collettiva per capire il cancro e i suoi fattori di rischio.

Siamo gli esseri più evoluti del pianeta, i più intelligenti, i più avanzati tecnologicamente e i più minacciosi. Possiamo riprogrammare il nostro DNA, perché è uno strumento con delle note. Lo strumentista è l'ambiente, che noi possiamo controllare. Contrariamente alle altre specie, abbiamo la facoltà di scegliere di essere allo stesso tempo lo strumento e lo strumentista.

È un'ottima notizia, ma comporta anche una grande responsabilità, perché il DNA di tutti gli esseri viventi è influenzato dall'ambiente, e dunque dipende dalle nostre scelte sia come individui sia come società. Modulando il nostro ambiente, noi moduliamo anche quello degli altri. Dato che anche gli altri esseri viventi formano il nostro ambiente, ogni brusco cambiamento in loro avrà ripercussioni anche su di noi.

Le nostre coscienze sono tutte connesse le une alle altre ed esercitano un controllo sul nostro DNA.

Esiste dunque un grande limite nel gestire il DNA. Possiamo unicamente seguire la via della natura dettata dalla nostra coscienza, come vedremo nel prossimo capitolo. È la sorpresa che la vita ha riservato a coloro che credevano di poterla manipolare facilmente.

Riassumendo

L'epigenetica permette di unire la teoria dell'evoluzione di Darwin con quella di Lamarck[60]. L'epigenetica è la scienza che esamina il DNA come un tutto, cioè un insieme di molteplici sequenze genetiche; è in pieno sviluppo e ci aiuta a comprendere il cancro, identificando nuovi fattori di rischio ambientale sottovalutati in passato. Il progetto dell'epigenoma umano è stato lanciato nel 2003 e contribuisce a coordinare le innumerevoli ricerche in questo campo, degno di grande interesse[52]. Grazie a tutto ciò, oggi sappiamo che l'ambiente delle nostre cellule siamo noi stessi. Il DNA non è l'unico padrone. La mente, le credenze e le emozioni hanno un potere sulla nostra vita e sul nostro stato fisico. *Scienza* e *coscienza* coesistono: queste due entità sono complementari.

Letture consigliate

D. Church, *The Genie in your Genes*, Energy Psychology Press, 2008, trad. it., *Medicina epigenetica. Felicità e salute attraverso la trasformazione consapevole del DNA*, Edizioni Mediterranee, Roma, 2008[10].

C. Darwin, *The Origin of Species*, Simon & Schuster, 1859, trad. it., *L'origine della specie*, Rizzoli, Milano, 2009[8].

B. Lipton, *The Biology of Belief*, Hay House, 2005, trad. it., *La biologia delle credenze*, Macro Edizioni, Cesena, 2006[13].

CAPITOLO 6

Voi, io e l'universo

Non la morte o il dolore sono una cosa terribile, ma la paura del dolore o della morte.

– Epitteto

Vediamo la nostra pelle come qualcosa di solido e materiale e quindi tracciamo una chiara delimitazione tra *noi* e l'*universo*. Questo è in parte sbagliato, perché la nostra pelle, il nostro corpo, le cellule e gli atomi interagiscono anche con l'universo.

Io sono l'ambiente

Tutto, compresa la materia, è composto da particelle di energia che vibrano. Queste vibrazioni sono delle informazioni codificate, organizzate in sistemi. Noi siamo costituiti anche da queste particelle e, quindi, principalmente da parti immateriali. I sette miliardi di miliardi di miliardi di atomi, insieme, formano molecole come l'acqua, le proteine o il DNA. Tali molecole, insieme, formano tutti gli organuli che si riuniscono per dar vita al nostro elemento vivente più piccolo: la cellula. Abbiamo cinquanta trilioni di cellule nel nostro corpo[1]. Queste cellule formano i tessuti, che si distinguono in sistemi noti come "organi", per esempio il fegato e le ossa. Gli organi formano dei sistemi (digerente, muscolo-scheletrico, ecc.). E questi sistemi si organizzano insieme per formare un essere umano. Gli uomini si organizzano insieme per formare le popolazioni. Queste popolazioni, insieme, formano a loro volta dei sistemi (ecosistemi, nazioni, ecc.). Tali sistemi sono i costituenti del nostro pianeta. Più pianeti formano i sistemi, come il nostro sistema solare. I vari sistemi formano le galassie. L'organizzazione della vita sarebbe quindi simile alle matrioske. Viene definita "organizzazione olografica" e tende naturalmente verso una sempre maggiore complessità. Ogni volta che si cambia di livello, vi è una migliore organizzazione, costituita da un meraviglioso lavoro simbiotico di tutti i componenti di piccole dimensioni che agiscono insieme, in un miliardesimo di secondo.

Mi piace citare questa canzone di Zachary Richard, *L'albero è nelle sue foglie*, per illustrare l'organizzazione olografica:

L'amore è nel cuore
Il cuore è nell'uccello
L'uccello è nell'uovo
L'uovo è nel nido
Il nido è nel buco
Il buco è nella nodosità
La nodosità è nel ramo
Il ramo è nell'albero
L'albero è nelle sue foglie, marilon marilé
L'albero è nelle sue foglie, marilon don dé.

Così la vita va dal più piccolo componente che conosciamo, il fotone, al più grande, l'universo (fig. 6.1). Come per le matrioske, ciascuno di questi costituenti rappresenta l'ambiente di chi si trova sotto di lui sulla scala. L'ambiente degli uomini è il sistema sociale, la città, il paese, il pianeta, il sistema solare e la galassia. Tutto ciò che si trova più in basso nella scala è un costituente. I costituenti dell'uomo sono perciò gli organi, le cellule, gli organuli, gli atomi, i campi energetici.

L'ambiente è anche chiamato "macrocosmo" e il costituente "microcosmo".

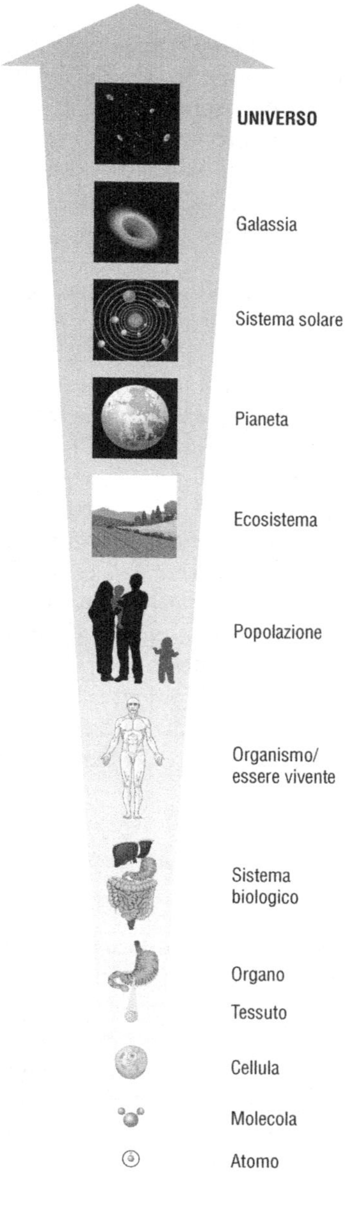

Figura 6.1 *La vita è organizzata in matrioske. Il più piccolo elemento noto è il fotone di luce, una manifestazione immateriale (non illustrata). I fotoni di luce si sviluppano in materia sotto forma di atomi, che continuano a organizzarsi fino a formare l'universo.*

Ci troviamo nel mezzo di questa scala? Certo che no. Questo tipo di asserzione è simile ai ragionamenti errati del passato, quando si metteva l'uomo al centro di tutto. Come il Sole non gira intorno alla Terra, così noi non siamo al centro di questa scala, né alla fine; la Terra è il nostro ambiente, ma è a sua volta un costituente del sistema solare. Allo stesso modo, un organo è uno dei nostri costituenti, ma è anche l'ambiente delle cellule che lo costituiscono e la cellula è l'ambiente degli atomi. E così via.

Quando smettiamo di porci al centro dell'universo, ci rendiamo conto che siamo l'ambiente delle nostre cellule. La nozione di centro non esiste in un sistema che dipende dall'articolazione di ciascuno dei suoi componenti. Ogni anello della catena è importante. Noi siamo davvero il tutto, perché viviamo in un mondo olografico; proprio come le matrioske, ogni parte dell'universo contiene, in scala ridotta, il mondo che vi si riflette[2-3]. Un seme contiene l'informazione di un albero completo, una goccia di acqua di mare riflette l'intero oceano, un raggio solare contiene tutto il sole. La separazione dall'universo è solo un'illusione. Ogni cosa è correlata ed è parte di un tutto. Nessun componente è più potente di un altro, perché l'armonia e l'evoluzione sono l'unico desiderio di questo tutto; ognuno funziona in modo conforme al proprio ambiente. L'unico componente che si crede escluso da questa equazione e che va contro questo corso naturale è... l'uomo, sempre centrato su se stesso!

La comunicazione quantica

Tutti i componenti di questo mondo olografico interagiscono e comunicano tra loro costantemente, a livello subatomico. In fisica quantistica è stato dimostrato che i nostri più piccoli costituenti comunicano tra loro e con il resto dell'universo simultaneamente: è il fenomeno dell'intricazione quantica. Quando si separano delle particelle e le si invia in direzioni opposte, queste continuano ad agire come se fossero ancora legate e si parlano come se ancora formassero una singola particella; sono sempre connesse, nonostante la distanza fisica e il tempo. Qualsiasi atto si compia su una particella, influenza immediatamente anche l'altra; ognuna "sa" istantaneamente ciò che l'altra sta facendo. Il fenomeno della non località[1-2,4-5] dimostra che, se c'è stata una connessione fisica, questa esiste sempre, a dispetto del tempo e della distanza.

Ciò significa che tutto è collegato perché tutto proviene dal Big Bang? Forse. È un modo di vedere le cose. Un altro modo per capirla è riconoscere che il nostro senso di separazione dal resto dell'universo ci allontana dall'idea che viviamo in un mondo olografico, dove tutto esiste per tutto il tempo, ovunque, e che il tempo e lo spazio sono solo illusioni. Si può anche comprendere questa connessione a partire dal campo del punto zero (il "vuoto" all'interno dell'atomo). Questo vasto campo energetico è pieno di informazioni che vengono continuamente scambiate con il resto del mondo. Si tratta di un disco fisso più grande di tutti i computer del pianeta messi insieme, un oceano di vibrazioni microscopiche contenute nello spazio tra le cose. Poiché tutto è fatto di atomi, tutto sarebbe collegato, come la tela di un ragno invisibile, a un campo quantico universale[4]. Sì, siamo fatti di materia, ma siamo anche un vasto campo elettromagnetico intelligente che scambia costantemente informazioni con il campo che lo circonda. Secondo le ricerche della neuroscienza, il cervello è un organo che collega la nostra coscienza alla coscienza universale e non vi è alcuna separazione tra noi e l'universo[6].

L'evoluzione della coscienza

Fino a qualche anno fa l'uomo si credeva ancora il centro e il signore dell'universo e non prestava attenzione al suo ambiente, commettendo abusi, inquinando e distruggendo. Quando si è fermato, illuminato da una consapevolezza ambientale? Solo quando si è reso conto che, a causa di questa incoscienza, la *sua* vita era in pericolo; facendo danni all'ambiente, l'essere umano stava danneggiando se stesso e ha capito di essere a rischio di estinzione.

Questa presa di coscienza l'ha risvegliato. Improvvisamente abbiamo assistito a campagne di sensibilizzazione di massa, ad accordi internazionali, a cambiamenti nella legislazione, per... permetterci di sopravvivere. Ora siamo consapevoli che viviamo in modo simbiotico con il resto del pianeta e che non possiamo farne a meno. Non siamo onnipotenti come pensavamo. Fondamentalmente questa presa di coscienza è stata dolorosa e la sofferenza ci ha fatto evolvere. Ci stiamo risvegliando e stiamo arrivando a capire molte cose che riguardano gli elementi immateriali e l'ego. Questo nuovo fenomeno di coscientizzazione rivoluzionerà l'uomo in modo esponenziale.

La dualità in noi

Quando ci dimentichiamo chi siamo, diveniamo l'universo.

– Hakuin, maestro zen

Viviamo in una dualità. Una parte di noi tende verso l'individualismo; l'altra verso l'integrazione con il prossimo e con l'universo. Molti individui vivono staccati gli uni dagli altri, ma altri hanno superato quest'illusione e già volano verso nuovi orizzonti. Per facilitare la comprensione della nostra dualità, possiamo dare due spiegazioni: la prima è di natura spirituale (ego/universo), la seconda concettuale (cervello sinistro/cervello destro). Coloro che hanno difficoltà con la prima troveranno l'altra più facile da capire.

La dualità ego/universo

La vita a volte ci prende a schiaffi, soprattutto quando ci sentiamo padroni del mondo. Tali schiaffi ci destabilizzano, ci disorientano e ci fanno soffrire, ma questa sofferenza non ci appartiene. Ci attacchiamo a idee di sofferenza che rendono infelice la nostra vita. La sofferenza è un'illusione, perché è l'ego racchiuso in noi che soffre. La vita ci offre un messaggio per permetterci di crescere e di imparare dai nostri errori. Quando ci concentriamo sulla sofferenza, guardiamo nella direzione sbagliata. Come uno scultore che dà forma al marmo a colpi di martello, così la vita abbatte il nostro ego per renderci perfetti. Le scintille prodotte da questo gesto si manifestano tramite le nostre emozioni che, quando vengono ascoltate, contribuiscono a migliorare la nostra coscienza fino a farci raggiungere il vero scopo della vita: l'amore e l'evoluzione personale. Siamo pietre che diventano preziose quando vengono tagliate e private dall'ego, consegnando così il nostro cuore all'universo. L'ego farà di tutto per impedirci di decifrare le scintille che ne scaturiscono.

L'ego è un concetto difficile da cogliere, ma una volta che l'avremo capito, il volto dell'umanità cambierà. Per comprenderlo, dobbiamo eliminare qualsiasi idea preconcetta, tra cui le definizioni freudiane. Il riconoscimento individuale del concetto di ego permetterà all'uomo di trovare il suo vero posto nell'universo e di adattarsi alla sua vera natura.

Che cos'è l'ego?

L'ego separa l'individuo dal resto. È una sorta di carapace virtuale che ci ingloba, una lente fittizia attraverso cui guardiamo il mondo, che crea una distanza tra noi e ciò che ci circonda.

È l'illusione dell'esistenza della propria persona come distinta dall'ambiente, che fa nascere il concetto di un *io* contrapposto all'*universo*. In tal modo l'ambiente separato dal singolo viene spesso considerato ostile, come un elemento da combattere.

Ego = Io e il mio ombelico

L'ego è anche un modo di pensare. Opera tramite il confronto con gli altri, appropriandosi di tutto ciò che è prezioso per loro, per convincere se stesso di essere importante. Poiché nulla di ciò cui si appropria è sufficiente per soddisfarlo, l'ego rifugge il momento presente alla ricerca di modi per aumentare il proprio valore in futuro. L'emozione che lo anima è la paura di non essere mai all'altezza e di morire senza essere riuscito a diventare importante. Il suo obiettivo ultimo è che gli altri lo rispettino, in modo che alla fine possa rispettare se stesso.

Quando l'individuo si sente separato dall'ambiente, pensa che questo sia ostile nei suoi confronti e minacci la sua importanza.

Entra allora in una modalità di sopravvivenza in cui deve continuamente dimostrare il proprio valore, ed è per questo che si appropria di tutte le idee, i pensieri o gli oggetti di pregio che gli potrebbero servire e vi si attacca al punto da diventarne dipendente.

"Penso dunque sono."

Questa affermazione di René Descartes induce l'ego in errore, perché ama credersi molto intelligente. Ma pensare non è un atto straordinario per l'uomo. Tutti hanno delle idee, anche gli schizofrenici. Le idee nascono in ogni momento nella nostra mente, idee positive o negative a seconda dell'ambiente o dello stato fisico; possono anche accavallarsi nella nostra mente, senza che esercitiamo alcun controllo su di loro.

In breve, tutti pensano per tutto il tempo. È molto più difficile cercare di *non* pensare e distaccarsi da ciò che accade nella nostra testa. Molti dei nostri problemi nascono proprio quando l'ego si identifica con queste idee e le chiama "le mie idee".

"La mia idea è migliore."

Alcune persone si appropriano di tutte le idee che passano nella loro testa e se ne innamorano, e poi le usano per assordarci o per credersi superiori agli altri... Questo tipo di persone vengono definite incoscienti, "possedute" dal loro ego, perché in verità non hanno alcun "filtro"; accettano tutte le idee e pensano che abbiano la medesima importanza, anche quando sono dannose.

"Lui è più forte."

"Mi lascio manipolare."

"Il mio vestito è più bello."

"Io sono meglio di lui."

Non siamo noi a pensare così. La nostra vera natura è incapace di generare pensieri negativi. Queste sono solo idee che ci attraversano la mente; è l'ego che si attacca a loro e fa in modo che ci convinciamo che siano nostre. L'ego ama identificarsi con queste idee e vuole farci credere che ci appartengono. Noi e l'ego in noi siamo due persone differenti.

Oltre che alle idee, l'ego ama attaccarsi anche alle forme, siano esse oggetti o persone. Una delle prime manifestazioni dell'ego si può osservare nel bambino che piange quando gli prendiamo il suo giocattolo: "È mio!". Il giocattolo è ora parte dell'ego del bambino e lui soffre se deve rinunciarvi. Il giocattolo, più tardi, diventa la macchina, la casa, i vestiti, i gadget, ecc.

L'ego si attacca a tutto questo per aumentare il suo valore ai propri occhi e a quelli degli altri. Ama anche associarsi, nei fatti o nelle parole, con le persone ricche, belle o importanti, per la stessa ragione: per apparire più importante.

"Il mio amico, presidente della tal società, mi ha detto che..."

Costantemente preoccupato di eliminare la paura di non essere all'altezza, l'ego riesce a calmarla momentaneamente appropriandosi di nuovi oggetti, nuovi amici, nuovi guadagni, nuovi diplomi, nuove vittorie, ecc. Così facendo, l'ego tenta di provare qualcosa a se stesso, ma si smarrisce sempre di più. Il marketing si basa su questa strategia: compra questo prodotto per rendere gli altri gelosi, per avere una silhouette migliore o per apparire più importante! Questo circolo vizioso, questa corsa verso la felicità, genera sempre e solo delusioni, incoraggiando la competizione tra *me* e il *mondo*.

Un'altra forma alla quale l'ego si aggrappa è quella del corpo, identificandosi con la propria identità sessuale sin dalla più giovane età (la società ci incoraggia a farlo), e gioca un ruolo secondo il sesso, cioè vive un condizionamento comportamentale che interessa tutti gli aspetti della vita. Si adotteranno quindi atteggiamenti "virili" o "femminili" o ci si concentrerà sull'aspetto fisico per essere accettati e valorizzati. Chi ha detto che gli uomini non possono indossare indumenti rosa o esprimere le proprie emozioni? Chi ha detto che le donne non possono fare il meccanico?

Poiché non si piace ed è assai competitivo, l'ego è anche molto suscettibile. Quando qualcuno sa più di lui o è più abile in qualcosa si sente minacciato e tenta di riaffermare il suo valore, mettendosi sulla difensiva o criticando gli altri; cerca di sminuire l'altro per farsi valere.

"Anch'io ho fatto questa cosa, e molto altro!"

"Questo individuo è più istruito di me, ma è brutto."

Tutti questi schemi di condizionamento mentale sono solo una fonte di frustrazione e creano un circolo vizioso di competitività senza fine. Poiché è avido e nessuna delle sue vittorie lo soddisfa, l'ego diventa competitivo nei confronti di se stesso e si identifica con il tempo. Il passato è passato e il futuro potrebbe non accadere mai. Il momento presente è tutto ciò che è reale e tutto quello che abbiamo. Eppure l'ego lo sfugge continuamente, poiché è sempre alla ricerca di scopi secondari per aumentare la propria importanza agli occhi di se stesso e degli altri. L'ego ama pianificare le cose nel futuro per ottenere più denaro, più riconoscimenti sociali, più beni. Prende le distanze dal passato e sogna il futuro. Ciò rende difficile portare a termine un compito nell'immediato perché si pensa sempre alle infinite possibilità che potrebbero verificarsi.

"Oggi perdo tempo, ma domani sarò potente!" Adottando questa filosofia, l'ego si allontana dalla verità e non vive il momento presente. Migliaia di libri pretendono di insegnarci "come essere felici", ma la felicità esiste solo nel momento presente. Il miglior regalo che possiamo farci è di vivere il presente. L'ego è dunque una fonte d'infelicità, perché non vive *mai* il presente. Preferisce identificarsi con le idee del passato e le possibilità del futuro. Questo richiede molta energia, spesso sprecata inutilmente.

Molti dei nostri ricordi non sono piacevoli e l'ego si attacca anche ai vecchi problemi che hanno causato sofferenza e li utilizza per suscitare la pietà degli altri. Quante persone non fanno che parlare delle difficoltà che hanno vissuto! Anche in questo caso è l'ego che si nutre dell'attenzione che gli altri gli accordano e gode nel sentirsi "importante".

L'ego non agisce solo sul piano individuale, ma anche sul piano collettivo e mondiale; è ciò che crea l'identità sportiva, comunitaria, culturale, religiosa, provinciale e nazionale e talvolta provoca scontri tra i sostenitori di credenze diverse.

"La mia squadra ha perso perché la tua ha barato" e così ci si arroga il diritto di provocare disordini e sommosse.

La paura e il desiderio di potere sono le forze che motivano la guerra, la violenza, il razzismo e le relazioni interpersonali negative. L'ego divide le persone in "buone" e "cattive", secondo il loro contributo al suo valore; se lo aumentano, sono buone. L'ego *adora* sminuire il valore di chi non è come lui; sfodera gli artigli e si getta nella mischia.

"Coloro che non la pensano come me sono miei nemici."

L'ego crea energia negativa e se ne nutre; gli piace lamentarsi, covare rancori e criticare gli altri e, così facendo, si sente più importante. Ha anche molta paura della morte e aspira a essere invincibile; da qui nasce la paura di invecchiare, un flagello che ci impedisce di essere felici.

Sentendosi separato dal momento presente e dall'universo, l'individuo si priva di grandi forze, come l'amore e la pace; è costantemente alla ricerca di qualcosa, ma nel modo sbagliato. Dunque, capire che questa voce nella mia testa non è la mia è davvero una liberazione. Allora, chi sono io? Il vero io è quello che arriva a questa comprensione. Io sono la coscienza che si cela dietro questo processo inconscio; sono una presenza consapevole dell'ego, cioè l'osservatore. Sono connesso alla forza subatomica dell'universo. La lente dell'ego è un'illusione, perché in realtà ogni "io" in questo universo costituisce un anello della grande catena della vita. Noi dipendiamo dagli altri e siamo importanti perché gli altri dipendono da noi. Riconoscere l'unione con ciò che ci circonda è il primo passo per sviluppare la coscienza e distaccarsi dall'ego.

Ecco un esempio per illustrare questo concetto astratto.

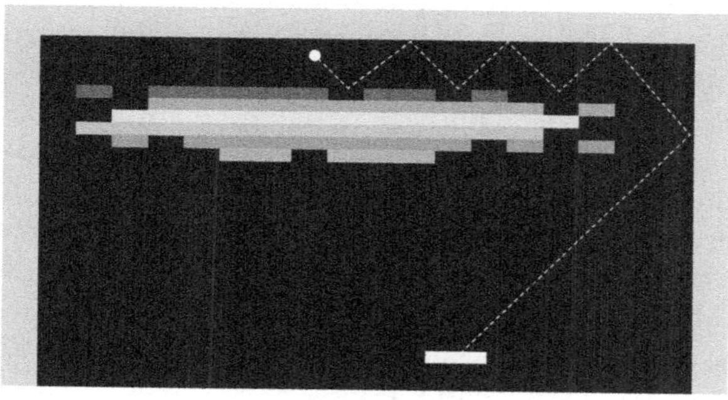

Figura 6.2 *Videogioco: i mattoni rappresentano gli elementi del carapace dell'ego. Lo spazio dietro il muro è munito di un'importante fonte di energia.*

Vi ricordate il gioco Breakout di Atari? È stato perfezionato e rilanciato da diverse società con nomi diversi. Il principio su cui si basa è simile a quello dello squash e del racquetball. Bisogna muovere la racchetta (la barra orizzontale inferiore) in modo da spedire la palla contro un muro di mattoni colorati. Quando la palla colpisce il muro, un mattone si rompe e si guadagnano dei punti, perché si produce un buco nella parete; quando la palla oltrepassa il muro, acquista una forza e una velocità incredibili e manda in frantumi i mattoni. Lo scopo del gioco è abbattere il muro.

Ogni mattone rappresenta un elemento della vita cui l'ego si attacca e tramite il quale si definisce. L'intera parete è il carapace, cioè l'ego.

Se proviamo ad applicare questo esempio a noi stessi, i mattoni sono, per esempio, il nostro lavoro, la provenienza sociale, la bellezza, il partito politico cui aderiamo, la marca della nostra auto, l'intelligenza dei nostri bambini, il numero di paesi che abbiamo visitato, le nostre vittorie, le nostre realizzazioni, ecc.

Quando ci chiedono chi siamo, la risposta che diamo rappresenta ciascuno di questi mattoni. L'ego ama espandere e mostrare il suo valore, definendosi secondo le regole della società. Il muro diventa il nostro "falso" io e ci allontana dal nostro "vero" io. Ci allontana da quel bambino in noi che aveva delle potenzialità universali, proprio come la cellula da cui ha preso avvio la nostra vita. Il vero io vive solo nel momento presente e non è definito né dalla marca della nostra auto, né dal prezzo del nostro barbecue, né dai carati dei gioielli, né dalla posizione che ricopriamo nell'azienda dove lavoriamo. Identificandoci con questi elementi costruiamo un muro di mattoni che ci imprigionerà, allontanandoci dal nostro vero io, impedendoci di vivere il momento presente. Se riusciamo a vederlo, siamo già liberi dalla morsa dell'ego. Se invece non lo vediamo, significa che ci siamo abituati a lui e che è diventato per noi fonte di comodità; ma, come afferma Khalil Gibran: "La comodità ci invita come ospiti e ci fa poi suoi servitori".

I mattoni possono procurare certe comodità, darci un'illusione di solidità; ma queste illusioni cadono tutte, prima o poi, a causa di una malattia, di un trasferimento, dell'invecchiamento, delle crisi economiche, ecc. Certe persone si battono per mantenere queste false comodità all'interno del mondo di mattoni che si sono costruite e che rappresenta la loro realtà e il loro modo di vedere le cose. Sono pronte a tutto pur di proteggere il loro mondo, persino a prendersi gioco degli altri e iniettarsi degli steroidi. Alcuni diventano razzisti, altri sessisti o fanatici; ma un giorno o l'altro tutti moriremo, e in quel momento i mattoni del muro che non sono ancora caduti scompariranno per far posto alla nuova generazione, al soffio, al rinnovamento della vita, alle potenzialità universali. Molte persone lo capiscono solo in punto di morte; tutto quello che hanno accumulato e tutto quello che sono "state" è destinato a scomparire. In quel momento si rendono conto di aver passato la vita a correre in un circolo vizioso, cercando la felicità, senza mai interrogarsi sulla futilità di questo comportamento e sul danno che avrebbe causato loro. Una volta compreso che nessuna struttura della Terra è stabile, che tutto cambia continuamente, ci pervaderà un senso di pace: ecco l'altro lato del muro, il momento presente, in cui si può respirare liberamente, senza paura. Questo è il *vero* mondo, dove si ritrova una forza straordinaria, che avevamo dimenticato.

Oltre i mattoni c'è l'universo ricolmo di una forza inesauribile, che costituisce il mondo reale e non la realtà fittizia costruita dall'ego.

Ciò significa che le persone che vivono dietro questi mattoni si trovano in un mondo parziale, escluse dall'energia universale. Quando oltrepassiamo il muro, ci liberiamo della paura, acquisiamo una nuova prospettiva sulla nostra vita e ci ricolleghiamo a quei sentimenti di amore e di pace, tanto agognati. Più li proviamo, più li desideriamo. Come se un fulmine avesse squarciato l'oscurità, e vediamo noi stessi, ci riconosciamo e infine rinasciamo.

Le persone che vivono momenti difficili in genere non capiscono che oltre il muro di dolore c'è un mondo senza paura, dove si può respirare facilmente, come da bambini. Quando si rompe questo carapace virtuale, avviene la metamorfosi: voliamo leggeri come farfalle verso nuovi e più incantevoli orizzonti.

La dualità cervello sinistro/cervello destro*

Quella che segue è un'altra spiegazione per concettualizzare la dualità io/universo.

In primo luogo, il nostro cervello è diviso in due parti, l'emisfero destro e l'emisfero sinistro (fig. 6.3), collegati tra loro da

* "Vedere" e "sapere" sono facoltà degli uomini, non di una parte del loro cervello. In questo paragrafo tali termini sono utilizzati nel loro valore concettuale.

fibre nervose: il corpo calloso. Sono stati fatti degli studi su individui a cui, per ragioni mediche, era stato reciso il corpo calloso. Si è così notato il diverso comportamento dei due emisferi[7-8]. La neuroanatomista Jill Bolte Taylor ha avuto l'opportunità di studiare il proprio cervello, in seguito a un aneurisma: l'emisfero sinistro ha smesso temporaneamente di funzionare, permettendole di operare una distinzione netta tra le due parti. Secondo lei, i due cervelli funzionano in maniera quasi indipendente e ciascuno ha una propria personalità. Di seguito le rispettive caratteristiche.

Cervello sinistro

- Funziona come un processore seriale o un circuito in serie; può analizzare un dato (idea) alla volta.
- È orientato nel tempo in modo lineare, sia riguardo al passato, sia riguardo al futuro. Esamina i piccoli dettagli del momento presente, li categorizza, li associa a informazioni del passato, li studia e proietta tutte le nuove possibilità nel futuro.
- Pensa tramite il linguaggio e ci parla. È la vocina che ci dice: "Hai dimenticato di fare quella cosa!".
- Non vede alcuna connessione tra l'individuo e il suo ambiente. È la voce che dice: "Io sono".
- Spirito cartesiano, riflette metodicamente. Nota ogni dettaglio e ogni imperfezione, emette giudizi e cerca costantemente di cambiare la realtà in vista di un futuro migliore.

Cervello destro

- Funziona come un processore o un circuito parallelo. Può analizzare molte informazioni simultaneamente.
- È orientato unicamente verso il presente. Il concetto di tempo non esiste per lui.
- Riesce a operare una buona connessione tra l'individuo, le sue cellule e il suo ambiente.

- Vede la bellezza delle cose e cerca la pace.
- Pensa per immagini.
- È il cervello creativo e artistico.

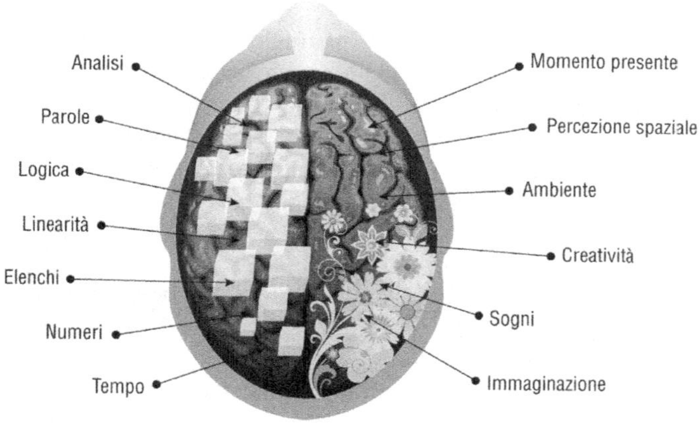

Figura 6.3 *Esempio di suddivisione "cervello sinistro/cervello destro".*

Secondo Jill Bolte Taylor, l'emisfero destro sa che siamo formati da vibrazioni che ci collegano al resto dell'universo. "Vede" che siamo esseri di luce, un grande campo elettromagnetico che è collegato anche con il campo elettromagnetico universale. L'emisfero destro non ha il concetto di "io" o di "non io", ma solo un concetto di campo elettromagnetico *unico*[9]. Ed è per questo che il cervello destro non ha la nozione di tempo o di spazio; li "trascende". Tutto ciò che esiste per lui è il momento presente[4].

Anche se questa suddivisione di dominanza non è così anatomicamente precisa, si può arguire che il cervello sinistro abbia molto in comune con il concetto di ego. Diversi ricercatori sono giunti a questa conclusione[7-8,10-12]. Nasciamo tutti con due cervelli distinti, ma a un certo punto della loro esistenza molte persone preferiscono far funzionare un emisfero più dell'altro, cioè il sinistro, responsabile del senso analitico, logico e metodico. Questa è la parte che ci fa credere di essere separati dall'universo ed è quella che di solito la società occidentale contemporanea valorizza negli individui. Tale sovrastima del cervello sinistro e il suo eccessivo utilizzo causano uno squilibrio nella salute, che si traduce in una condizione nota come "infelicità". Non si può trovare la felicità facendo affidamento unicamente sul cervello razionale, perché la felicità esiste solo nel momento presente e il pensiero logico lo sfugge.

Alcune persone vivono completamente tagliate fuori dal cervello destro, come se fosse una vestigia del passato o un lusso. Ma noi ci siamo evoluti con entrambi gli emisferi, perché la vita ha deciso che l'emisfero destro era necessario. Secondo me, se gli esseri umani vogliono sopravvivere, devono imparare a capire il loro rapporto con l'ambiente. E il cervello sinistro è cosciente solo di se stesso.

Jill Bolte Taylor ha concluso che i due cervelli sono collegati tramite il corpo calloso e che è possibile scegliere in qualsiasi momento tra i due. Il primo passo è di esserne semplicemente consapevoli.

La felicità viene da sé quando smettiamo di riflettere, di analizzare e ci abbandoniamo al momento presente, al cervello destro[9]. Non si tratta di raggiungere il momento presente; non occorre fare *nulla*. E non bisogna neppure sforzarsi di non fare nulla; basta *smettere* di girare in tondo e lasciare che la bellezza si sprigioni. Le attività del cervello sinistro sono estremamente importanti, ma dobbiamo mantenere un equilibrio tra i due emisferi perché il cervello funzioni correttamente, massimizzi il suo potenziale, ritrovi l'armonia e raggiunga lo stato in cui tutto fluisce.

Per tante persone il concetto di ego è sorprendente e difficile da afferrare; è un atteggiamento normale, essendo il risultato di un condizionamento che dura da molte generazioni. Questa parte del libro, comunque, è un seme che germoglierà da solo.

Se non l'abbiamo mai fatto, fermiamoci per qualche minuto in silenzio ed esaminiamo ciò che realmente ci passa per la testa. Diventiamo consapevoli di tutti i pensieri che ci attraversano la mente, trasformiamoci in osservatori. Ripetiamo l'esperimento diverse volte nel corso della settimana. Offriamoci questo dono, l'attenzione verso noi stessi. Noteremo qualcosa di straordinario: vedremo le nostre idee in modo diverso.

La vita è il processo attraverso il quale facciamo nascere noi stessi. Il bruco può trasformarsi in una farfalla solo se si ripiega su se stesso e si libera del suo bozzolo. Come lui, abbiamo il potere di trasformarci in farfalla e di volare nel vento della vita.

La rigenerazione della salamandra

Come una salamandra, l'amore è meraviglioso. Rinasce dalle proprie ceneri.

– Enrico Macias, ambasciatore per la pace dell'ONU

Un miracolo viene definito come un atto incredibile, operato da una forza suprema. Di fatto noi attingiamo regolarmente a questa forza suprema. Ecco un miracolo a cui assisto ogni giorno: la rigenerazione. Dopo i trattamenti con radioterapia, i pazienti presentano spesso ustioni cutanee importanti ed è sempre sorprendente notare la velocità con cui la pelle guarisce e si rigenera completamente. Ecco un altro meraviglioso mistero della vita! Come fa il corpo a riformare la pelle e autoguarirsi? Siamo noi a ordinarglielo inconsciamente o è la forza della vita intelligente che c'è in noi che fa quello che *deve* fare? Questa capacità non si limita solo alla pelle. Il fegato, le ossa e anche il sistema nervoso ricrescono uguali a prima, o quasi. Il nostro corpo ha una meravigliosa capacità di riformarsi, grazie ai "colletti bianchi" interni, che lavorano giorno e notte.

Alcuni animali hanno più di noi questa capacità miracolosa. Sono in grado di rigenerare completamente la coda, le retine e anche gli arti[13]. Il premio Nobel Thomas Hunt Morgan ha chiarito le fasi attraverso cui si verifica la rigenerazione. I suoi studi hanno rivelato che è il risultato di un processo organizzato e non casuale, simile allo sviluppo dell'embrione. La rigenerazione è attivata da un'informazione che proviene dai nervi recisi[13]. Non conosciamo la natura (fisica o immateriale) di questo agente, ma è quello che induce l'attività di rigenerazione e la stimola.

Le ricerche inoltre mostrano che il processo di rigenerazione viene accelerato dall'elettricità. Quando delle correnti elettriche sono applicate a un nervo reciso, gli arti "energizzati" si riformano più velocemente. Gli animali maggiormente dotati della capacità di rigenerarsi sono la salamandra, l'idra (un celenterato), il verme, la lumaca, la stella marina e l'anemone di mare; possono riformarsi in un tempo molto breve, quasi come l'androide di *Terminator 2*. Ma come mai alcune specie hanno questa capacità straordinaria? La risposta ha a che vedere con l'evoluzione: gli esseri viventi meno evoluti hanno una capacità di rigenerazione maggiore. Peccato per l'uomo: siamo forse dotati della capacità di ragionare, ma non ci rigeneriamo molto bene.

La teoria più plausibile per spiegare questo fatto è che gli esseri umani, a differenza di altri animali, hanno il sistema nervoso concentrato nella testa, cosa che consente loro di pensare.

Ecco un'esperienza molto interessante[13]. Nel 1948 il dottor Meryl Rose stava studiando le salamandre. Recideva loro le zampe e misurava la velocità di rigenerazione. Un giorno si disse: "E se io innestassi un tumore sulla zampa di una salamandra, che cosa succederebbe?". Dopo il trapianto, se non si fosse fatto nulla, il tumore sarebbe cresciuto e le povere salamandre sarebbero morte. Il ricercatore ebbe allora la brillante idea di tagliare le zampe malate, appena sotto il punto d'innesto. Come al solito, si innescò il processo di rigenerazione: l'arto della salamandra si rigenerò in pochi giorni, e il tumore... si fuse come un cubetto di ghiaccio e scomparve senza lasciare traccia! Oltre a far ricrescere gli arti, questa forza aveva ucciso le cellule negative e curato il cancro. Questi risultati furono successivamente confermati da altri studi[13]. Vi è quindi una forza trasmessa dai nervi, così miracolosa da guarire il cancro.

Questa storia ci dice qualcosa di molto importante... non che dobbiamo amputarci le braccia per guarire, ovviamente. Dimostra che il cancro è, in fondo, una malattia reversibile! Dimostra anche che le salamandre hanno accesso alla forza che guarisce il cancro. Se noi uomini non abbiamo lo stesso potere di autoguarigione della salamandra, possediamo comunque il potere di rigenerarci, anche se un po' più limitato.

Il grafico rappresentato nella figura 6.4 illustra la correlazione tra la malattia e la capacità di rigenerarsi[13].

Visto che non è possibile tornare indietro nel tempo e diventare salamandre, cosa possiamo fare? Possiamo porci delle domande, molte domande.

Se la rigenerazione dipende dallo stato del nostro sistema nervoso, che cosa succede durante i periodi di depressione, quando vi è un rallentamento di tutto il sistema?

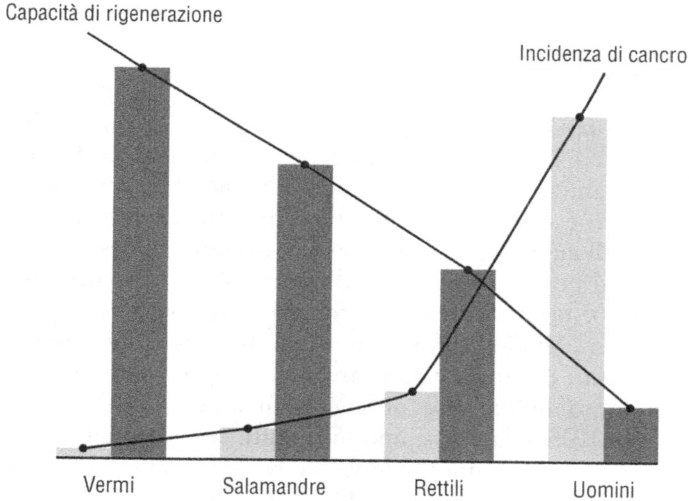

Figura 6.4 *Grado di sviluppo e capacità di rigenerazione: il grafico mostra l'incidenza del cancro in alcune specie e la loro capacità di rigenerazione in base all'evoluzione. Grigio pallido = grado di evoluzione; grigio scuro = capacità di rigenerazione.*

Che cosa potrebbe spiegare, nell'evoluzione, l'aumento dell'incidenza del cancro?

Nell'uomo dipende forse dalla comparsa della materia grigia?

Dipende dallo sviluppo dell'ego (separazione dall'universo)?

Dipende dai vincoli di tempo o dall'incapacità di vivere il momento presente (le salamandre pensano solo al presente)?

Dipende dalla mancanza di collegamento con il nostro corpo (le salamandre riflettono meno e sono molto connesse con il loro corpo)?

Non ho risposte certe a queste domande, ma almeno ora capisco meglio il significato della canzone di Enrico Macias: "Sì, come una salamandra, l'amore è meraviglioso".

L'emozione più bella e più profonda che possiamo provare è la sensazione del mistico. Questo è il seme di ogni vera scienza.

– Albert Einstein

Riassumendo

Non siamo fatti di sola materia. I nostri sensi ci danno l'illusione di vivere in un mondo materiale. Convincendoci di questo, blocchiamo gran parte delle informazioni che provengono dall'universo e in questo modo ce ne priviamo, e diventiamo prigionieri di un mondo che noi stessi costruiamo. Questo mondo viene dal nostro emisfero cerebrale razionale, che desidera controllare il proprio ambiente. In verità, la componente più piccola conosciuta è il fotone, un fascio di energia che vibra, e noi siamo tutti costituiti da un campo connesso con l'universo. Secondo la scala olografica, non vi è alcuna possibile distinzione tra noi e l'altro da noi; siamo tutti uniti. Siamo preda di una dualità: una parte di noi vuole vivere separata dall'universo e l'altra vuole rimanere connessa. Quando viviamo come se fossimo distaccati, siamo alla mercé dell'ego.

L'ego è molto dannoso perché è dominato dalla paura e vive per dimostrare il proprio valore agli altri, impedendoci di prestare ascolto al nostro corpo e alle nostre emozioni. Creando una distanza tra noi e il nostro ambiente, prendiamo le distanze anche da noi stessi, ma non si può stare lontani a lungo da sé e dalla propria verità. Un motore può funzionare lontano dalla sua fonte di energia? Le parole vergate sul foglio esisterebbero senza la penna che le ha scritte?

Quando ci capiamo e capiamo la nostra coscienza, capiamo anche l'universo e questa separazione scompare.

– Amit Goswami, fisico

Letture consigliate

E. Tolle, *Le pouvoir du moment présent,* J'ai lu, 2010, trad. it., *Il potere di adesso,* Armenia, Milano, 2004[14].
E. Tolle, *Nouvelle Terre. L'avènement de la conscience humaine* Ariane Éditions, 2005, trad. it., *Un Nuovo Mondo: riconosci il vero senso della vita*, Oscar Mondadori, Milano, 2008[15].
J.B. Taylor, *My stroke of insight: A brain scientist's personal journey,* Viking Penguin Group, 2006[9].
U.S. Andersen, *Three Magic Words,* Wilshire Book Co., 1954[16].
R. Becker, G. Selden, *The Body Electric,* Harper, 1985[13].

Capitolo 7

L'equilibrio della salute

Il risveglio dei miracolati

L'impatto straordinario del risveglio della coscienza è illustrato dalla testimonianza di pazienti che hanno superato gli indici di probabilità sfavorevoli e sono guariti da un cancro facendo uso di questa forza psichica, oltre a beneficiare dei trattamenti medici[1-10].

> È stato un brusco risveglio, ma anche una benedizione sotto mentite spoglie. Ho capito che avrei dovuto giocare il ruolo principale per recuperare la salute. Questo non vuol dire che non ho beneficiato della medicina. Ne ho beneficiato. Ho assunto farmaci che mi hanno dato sollievo, mi sono sottoposta a innumerevoli trasfusioni, operazioni, ecc. Credo nella medicina. Credo anche che l'anima, la mente e il corpo funzionino come un trio, sia nell'ammalarsi sia nel guarire. Il compito più importante dei medici è stato quello di prendersi cura del mio corpo. Il resto è dipeso da me.
>
> *Reid Henson*[4]

> Penso che siamo fortunati, in Occidente, perché abbiamo una medicina classica formidabile. Sono convinta che la medicina convenzionale sia fondamentale quando ci troviamo ad avere una grave malattia, ma credo che ogni essere umano abbia in sé le risorse per partecipare attivamente alla propria guarigione. Per prima cosa dobbiamo crederci, capire ciò che dobbiamo cambiare, poi avere coraggio ed essere sinceri verso noi stessi. È un gran lavoro interiore; io ho vissuto la mia guarigione come una profonda trasformazione dell'essere. Penso che sia un'evoluzione accelerata, un'evoluzione della coscienza della persona.
>
> *Joanne Robitaille Manouvrier*[1]

Il risveglio della coscienza è un vero e proprio *clic* che si verifica poco prima della guarigione di casi "inspiegabili". Per queste persone il cancro diviene allora oggetto di una diversa interpretazione. Invece di essere un peso, da aggiungere alle altre sofferenze accumulate nella vita, si trasforma in un elemento che reca un messaggio; diviene un'opportunità di trasformazione, una sorta di liberazione che permette di reimpostare completamente la vita. Ne deriva una capacità di riconnettersi con una parte intima di sé, sepolta da molto tempo. Questa metà dimenticata ha una riserva inesauribile di amore, salute e gioia di vivere. Le persone si riconnettono con quello che chiamano il "potere di guarigione naturale", un aiuto prezioso per vincere la malattia.

> L'effetto più importante del cancro è stato quello di rompere un muro dentro di me. In precedenza, mi definivo come "vincente" o "perdente", ma non la penso più così da allora. [...] Sono stato sempre molto preoccupato per il mio aspetto. [...] Dopo il cancro, non mi preoccupo più delle opinioni degli altri.
>
> *Lance Armstrong*[2]

> Dopo il cancro, sono più consapevole, sono più in contatto con me stesso, con quello che sento, con quello che percepisco. Sono più conscio dei miei filtri percettivi. Amo di più. Ho una missione sulla Terra, che è di essere felice. Ora ho meno paure, meno paura del rifiuto, meno paura di essere criticato. Mi accetto di più. Ho capito che tutte le decisioni che prendiamo sono sempre buone e vere; non commettiamo errori.
>
> *Michel Lemeilleur*

La consapevolezza ha portato questi pazienti a ricercare soluzioni in territori sconosciuti, inesplorati rispetto ai modi di vedere del passato, e lì hanno trovato le risposte alle loro domande. Le loro testimonianze sono unanimi: la cura è un viaggio. La trasformazione che consegue alla malattia libera l'individuo dal carcere in cui era rinchiuso. Ciò che prende il volo una volta fuori da questa prigione è l'essenza stessa dell'integrità, della pace e dell'amore. Questi sopravvissuti hanno la straordinaria capacità di riconoscere i loro bisogni e di esprimere le loro emozioni. Il risveglio libera l'individuo dalla sofferenza e fa subito partire il programma che porta alla guarigione. La riprogrammazione avviene in seguito da sola. Questo sapere non è una comprensione, ma una sensazione, un richiamo a se stessi; non è un pensiero positivo o un pensiero magico, ma un'arte che si coltiva passo dopo passo. Non è un concetto che si possa spiegare con parole semplici o sul quale si ragiona, ma lo si sperimenta e lo si vive. La testimonianza di questi miracolati conferma che le recenti ricerche scientifiche sono esatte: la mente ha un'influenza importante e sottostimata nell'insorgenza e nella cura del cancro. Possiamo cambiare il nostro sistema difensivo e anche il DNA delle nostre cellule. Questa constatazione ci porta anche a riconoscere che i meccanismi alla base di tutte le guarigioni sono reali e si possono studiare. Con la pratica, diventano applicabili e riproducibili. Si tratta di uno strumento che è importante conoscere: la natura unica della vita che trapassa la scorza, il nostro ego. È il ritorno alla natura attraverso l'elevazione della coscienza. È la pietra intagliata che diventa preziosa.

Come ben si sa, è meglio prevenire che curare. Quando il risveglio è vissuto ogni giorno, permette di armarsi di un potere naturale di prevenzione contro il cancro. Come l'aspirina contro l'ictus, il risveglio, a basse dosi ogni giorno, diventa prevenzione. Siamo inoltre in grado, attraverso la coscienza, di acquisire questo potere naturale e di migliorare il nostro benessere, il nostro sistema immunitario e la salute delle nostre cellule. Il vecchio dogma secondo il quale i nostri geni contengono istruzioni predefinite che governano il corpo appartiene ormai al passato. Non siamo solo strumenti, ma anche strumentisti.

Le tre componenti della salute

Gran parte del nostro corpo è immateriale; dunque il corpo è allo stesso tempo materiale e immateriale. Non ha senso rispondere ai suoi bisogni prestando attenzione solamente alla parte fisica tramite la materia. La salute dipende da cure fisiche, emotive e spirituali, aspetti collegati da meccanismi psicobiochimici.

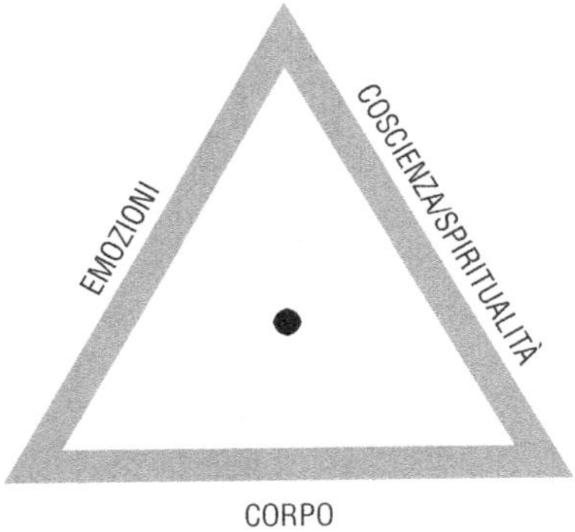

Figura 7.1 *I tre lati del triangolo illustrano i diversi aspetti della nostra salute: il lato fisico (corpo), emotivo (sentimenti) e spirituale (coscienza). Il punto di equilibrio al centro è raggiunto quando tutti e tre gli aspetti sono bilanciati.*

Nessuno di questi componenti è isolato. La nostra salute dipende dalla corretta articolazione e simbiosi di tutti e tre, perché siamo esseri fisici, emotivi e spirituali (fig. 7.1). Quando le tre parti sono ben equilibrate, siamo persone ben centrate e in salute.

Come risultato del loro viaggio, i miracolati diventano dei professionisti dell'associazione corpo/mente e comprendono che i pensieri, le credenze e le emozioni influiscono direttamente sul corpo. Tenendo ben presente questo principio, il capitolo 8 presenta dei consigli per conseguire una buona salute *emotiva*, il capitolo 9 per ottenere una buona salute *spirituale* e il capitolo 10 per ottenere una buona salute *fisica*.

Alcune persone, troppo abituate a giudicare il mondo con i loro occhi, hanno difficoltà a capire o a discernere il lato emotivo e spirituale, gli aspetti impercettibili. Il lato emotivo è legato alle emozioni, messaggi interiori che ci indicano le azioni da intraprendere per soddisfare le nostre esigenze (cap. 3). Il lato spirituale è rappresentato dal nostro io superiore, o semplicemente dalla coscienza; ci permette di collegare le dimensioni emotive e fisiche, e di comprendere questa triade. Ci permette anche di elevarci per avere una corretta visuale sulle diverse situazioni ed emozioni della vita; di porci a una certa distanza per valutare se l'emozione che proviamo riguardo a una determinata situazione è oggettiva (vera) o soltanto soggettiva (cioè un'emozione che noi *riteniamo* vera). Questa prospettiva ci consente di vedere se abbiamo vissuto a livello personale una situazione che in realtà non ci riguarda, o se la nostra interpretazione degli eventi è sbagliata. La coscienza libera lo spazio necessario per meglio interpretare le situazioni; consente di uscire dall'ego e di bilanciare la dualità che c'è in noi.

Consigli per la salute

Per conservare la salute, la maggior parte delle persone fa affidamento solo sul lato fisico e ignora le dimensioni emotiva e spirituale. Si concentrano quindi sulla *forma* della salute. La loro salute sarà come il loro aspetto: avrà una bella forma, ma poco contenuto. Difficilmente, perciò, si sentiranno centrati.

Possiamo applicare tutte le ricette di salute del mondo, ma fino a quando non ci *sentiremo* in salute, non lo saremo davvero. Ci viene insegnato a parlare, scrivere e mangiare con la forchetta, ma non ci viene insegnato a sentirci in buona salute. Ora *sentirsi in salute* è più importante che "fare cose salutari".

Coloro che pensano solo al mondo fisico conteranno unicamente su trattamenti fisici, dimenticando che le sostanze secrete naturalmente dall'organismo hanno una composizione chimica simile a quella delle sostanze farmacologiche e sono gratuite. Non c'è bisogno di ingoiare qualcosa per stimolare la secrezione di endorfine (gli ormoni naturali della felicità) che, tra l'altro, non hanno effetti collaterali perché le loro dosi sono ben assimilate dagli organi. Danno senza aspettarsi niente in cambio... È amore puro! Possiamo averne a piacere, ma si tratta di un'attività molto più complessa rispetto all'assumere farmaci, perché richiede una conoscenza e un'autocoscienza in ogni momento dell'esistenza. La ricompensa però è immensa, e di gran lunga superiore.

Come si fa a sentirsi in forma? Pensiamo a quando abbiamo imparato ad andare in bicicletta per la prima volta: abbiamo iniziato con le rotelle posteriori, poi, guadagnando velocità, abbiamo imparato che dovevamo mantenerci sopra il nostro centro di gravità per andare diritto. Infine abbiamo acquisito i riflessi necessari per garantire stabilità alla bicicletta.

Lo stesso vale per la salute. Esiste un centro dove ci sentiamo senza peso e dove fluttuiamo; lo raggiungiamo quando i tre lati del triangolo sono uguali. Se un lato è trascurato, ci sentiamo squilibrati (fig. 7.2). La tendenza verso l'equilibrio è *naturale*. Dobbiamo quindi lavorare su quello che ostacola il normale ritorno a questa armonia. L'equilibrio è il centro del triangolo.

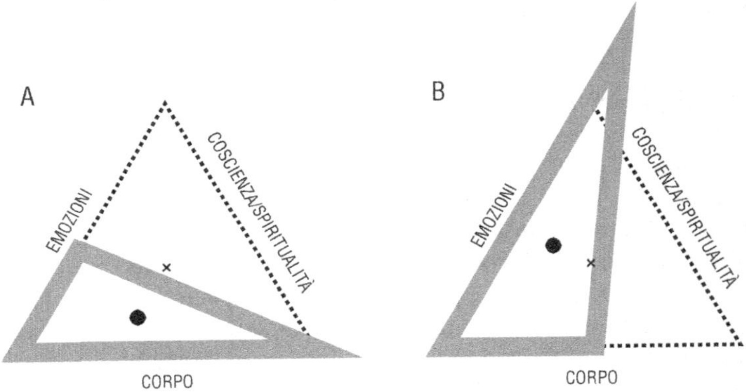

Figura 7.2 *A) Equilibrio della salute in chi coltiva soprattutto il fisico: il punto di equilibrio è spostato in basso a sinistra. B) Un altro esempio di squilibrio della salute.*

Una persona equilibrata non cerca di essere *in salute*. Non ci pensa nemmeno; pensa solo al proprio equilibrio. Cercare di essere completamente sani richiede molti sforzi e spesso è un ostacolo che limita l'accesso allo stato ottimale di equilibrio. L'obiettivo è quello di diventare consapevoli della parte di noi che trascuriamo di più e di prestarle maggiore attenzione.

La salute non è una ricetta che può essere copiata e applicata. Non ci sono formule magiche. È qualcosa di personale! Sperimentiamo e troviamo il nostro centro, avremo tutto da guadagnare. Si capisce subito quando lo si scopre, sentiremo una pace interiore, senza confusioni o problemi mentali. *Bingo!* Allora potremo percorrere in leggerezza il cammino della vita. E ne beneficerà non solo la salute, ma anche tutte le altre sfere dell'esistenza. Una volta trovato questo punto di equilibrio, non lo lasceremo più. In ogni caso, tutto avverrà senza sforzo, come quando abbiamo imparato ad andare in bicicletta.

Il nostro centro è diverso da quello degli altri (anche da quello del nostro gemello) e può cambiare nel tempo. Se si sposta, non dobbiamo far altro che seguirlo, come fossimo su una tavola da surf. Se un giorno ci sembra di averlo perso, non preoccupiamoci: un'altra onda arriverà nel giro di pochi secondi. Basta sentirla e lasciarsi trasportare.

Il primo passo è già fatto. Stiamo cercando di capire il triangolo e decidere da dove cominciare. In altre parole, rimanendo a una certa distanza, diventiamo consapevoli delle nostre esigenze. Possiamo identificare le aree che abbiamo trascurato nella nostra vita, perché questa mancanza crea uno squilibrio che nuoce alla crescita personale e alla salute. Del resto, nessuno oltre a noi stessi può insegnarci come procedere. Il medico siamo noi. Nessuno conosce più di noi i nostri bisogni; nessuno vive in noi. Nessun macchinario può dirci se abbiamo bisogno di dormire o di ascoltare un'emozione che cerca di manifestarsi. I tre lati del triangolo ci informano delle loro esigenze: il corpo, la coscienza e le emozioni. Lo sappiamo e le conosciamo già.

I prossimi capitoli riportano alcuni suggerimenti e metodi per ciascuna di queste tre sfere. L'obiettivo non è applicarli tutti immediatamente. Concentriamoci su un solo lato del triangolo alla volta, il più trascurato. Qual è quello che abbiamo più trascurato? Quale parte di noi è più carente d'amore? La parte spirituale? Quella emotiva? Quella fisica? Poniamoci alcune domande. Abbiamo introdotto nel nostro corpo troppe sostanze nocive nel corso della vita? Abbiamo dato poca importanza al sonno? Abbiamo covato a lungo emozioni negative? Abbiamo vissuto certi eventi in modo troppo personale? Siamo stati disperati per alcuni periodi? Abbiamo trascurato l'ambiente che ci circonda? Troviamo un metodo che faccia al caso nostro. Iniziamo da questo e applichiamoci regolarmente per sei settimane; alla fine diventerà parte delle nostre abitudini. Quando sperimenteremo i vantaggi di questo lavoro su di noi, sicuramente vorremo continuare, decidendo di dedicarci a un altro lato del triangolo, senza tralasciare il primo. E così via, fino a trovare finalmente il nostro equilibrio.

Anche se sono stati suddivisi in un certo modo, i suggerimenti e le attività riguardanti una sfera interessano anche le altre. Ancora una volta, nulla è isolato e tutto è interconnesso. Per esempio, dormire bene agisce contemporaneamente sull'emotività e sul fisico. Non è quindi realistico tracciare dei confini netti, perché il nostro corpo è multidimensionale. Divertendoci a sperimentare raggiungeremo la sensazione di benessere e lentamente veleggeremo nelle acque tranquille della vita.

Riassumendo

Il passo più importante è fatto. Ora non resta che giocare e divertirsi!

La salute globale è uno stato in cui la salute emotiva, spirituale e fisica sono in armonia. Non esiste una formula magica. Molte persone possono apparire sane, ma interiormente non si *sentono* tali. È importante per tutti comprendere queste tre diverse componenti e applicarsi individualmente per sentirsi in salute. Non ci sono strade predeterminate; seguiamo la via indicata dal nostro cuore, perché ha sempre ragione, e prendiamoci tutto il tempo necessario: la vita è un viaggio, e non una destinazione.

Nei prossimi tre capitoli verranno riportati alcuni metodi e consigli per aiutarci a ritrovare il perfetto equilibrio, la sensazione di leggerezza; sono facili e piacevoli da applicare e si possono integrare liberamente nel nostro programma. La maggior parte sono gratuiti e possono essere messi in pratica ovunque. Sperimentandoli, avremo il desiderio di continuare a farlo, perché gli effetti positivi sull'umore si manifesteranno molto rapidamente. Quando si risplende, si attraggono le cose belle della vita. Inoltre, queste tecniche completano molto bene le terapie tradizionali, perché potenziano il loro effetto, mobilizzando le difese naturali del corpo.

Nota importante

Questa guida integra le attuali conoscenze mediche, ma non le sostituisce. Non siamo delle salamandre e quindi *tutte* le indicazioni mediche attuali riguardanti la prevenzione e il trattamento delle malattie devono essere pienamente rispettate.

I consigli di questo libro possono modificare il modo di concepire il cancro e potenziare i trattamenti medici tradizionali, ma non ci si può curare solo seguendo questi consigli. Inoltre è importante essere realisti: non tutti i cancri sono curabili. La volontà di "stare bene" non dovrebbe essere guidata dalla paura di morire, ma dalla volontà di stare bene in questo momento.

Per quanto riguarda lo sport, i massaggi e lo yoga, verifichiamo con un medico se le posture e le tecniche suggerite sono compatibili con la nostra condizione fisica.

Oltre ai consigli forniti nelle pagine seguenti, ci sono molti altri metodi psicologici o di medicina complementare che ovviamente non possono essere tutti spiegati in questo libro.

Capitolo 8

La salute emotiva

Secondo l'American Medical Association, il 75% dei problemi di salute è causato dalle nostre emozioni e lo stress è il nemico numero uno della salute negli Stati Uniti[1]. Grazie al cielo, ci sono diversi modi per risolvere questo problema, che oltretutto non hanno effetti collaterali. Un'infezione specifica può essere trattata con un antibiotico specifico, ma non è realistico trattare l'ansia con farmaci generici a dosi standard, perché le origini di questo disturbo variano da individuo a individuo. I metodi non farmacologici sono vari e ogni persona può scegliere quello che secondo lei può aiutarla a risolvere i suoi problemi. Occorre, però, fare attenzione ed esaminarli con cura.

In questo mondo riceviamo ciò che proiettiamo. Il fenomeno della *risonanza* spiega la legge di attrazione e spiega anche il modo in cui le nostre emozioni si propagano[2-3]; la sua comprensione apre la porta a dimensioni extrafisiche.
Che cos'è la risonanza? Ecco due esempi che la illustrano:

1. Due chitarre collocate nella stessa stanza comunicano istantaneamente per risonanza. Quando una corda viene pizzicata su una chitarra, l'altra emette la stessa nota! In altre parole, la seconda chitarra vibra immediatamente sulla stessa frequenza, senza essere toccata. È in atto il fenomeno della risonanza, che comunica le vibrazioni e "trascina" la seconda chitarra a seguirla pur senza alcun contatto fisico.

2. La risonanza è anche utilizzata per visualizzare il corpo. L'apparecchio di risonanza magnetica fa vibrare i nostri atomi di idrogeno, che liberano energia. Questa energia ci dà delle informazioni che, ricostruite in immagini, sono

proiettate in modo olografico[3]. Con questo processo, siamo in grado di "vedere" ciò che sta accadendo all'interno del nostro corpo.

Per quanto riguarda le emozioni, sperimentiamo il fenomeno della risonanza quando proviamo empatia per qualcuno. Anche se esistono diverse definizioni di empatia, non si tratta di un'emozione primaria; potremmo descriverla come la capacità di sentire l'emozione di un'altra persona, sincronizzandoci sulla sua frequenza.

Siamo come chitarre! L'empatia non richiede sforzo; è qualcosa che avviene automaticamente in presenza di un contenuto emotivo esterno. Ci aiuta a prenderci cura gli uni degli altri. È il mezzo con cui i cani e i cavalli sono in grado di percepire le nostre emozioni e consolarci quando siamo tristi[4] e noi possiamo sentire le emozioni di altre persone istantaneamente, anche quando siamo distanti.

Il fenomeno della risonanza spiega perché non sopportiamo le persone che si trovano in uno stato psicologico negativo. Le emozioni sgradevoli dell'altro fanno vibrare in noi le stesse corde: ci vengono comunicate e le proviamo allo stesso modo, ecco perché tendiamo a sfuggire queste persone. Diventiamo lo specchio delle loro emozioni. Proprio come le vibrazioni ricostruite della risonanza magnetica, le nostre emozioni sono informazioni che vibrano e si trasmettono; ecco così spiegato perché si dice che una persona ha un'energia "positiva" o "negativa".

In uno studio condotto con apparecchi di risonanza magnetica, il neurologo Nicolas Danziger ha dimostrato che le emozioni sono trasmesse tramite empatia e attivano differenti aree cerebrali[2]. Il dottor Dean Radin, ingegnere e psicologo, ha provato, grazie all'elettrogastrogramma (un apparecchio simile all'elettrocardiogramma, posizionato sull'addome), che sentiamo le emozioni degli altri per risonanza anche a livello viscerale e che queste possono venire comunicate a distanza, quando i soggetti sono isolati in locali lontani tra loro[5-6].

La risonanza è quindi un mezzo di comunicazione *istantanea* che trascende il tempo e lo spazio. Per la risonanza esiste solo il momento presente.

Allo stesso modo, questo fenomeno ci permette di recuperare vecchi ricordi. Un evento del presente con una certa vibrazione emotiva può innescare un ricordo lontano che abbia lo stesso contenuto emotivo. Per esempio, possiamo ricordare improvvisamente un fatto accaduto quando eravamo bambini grazie a un odore da tempo dimenticato. Oppure, passando in una certa strada, può capitarci di ricordare un vecchio amico, eventi o situazioni passati, divertenti o dolorosi. La risonanza è uno strumento molto efficace utilizzato dal corpo per comunicare e trasferire emozioni e ricordi. Ci si potrebbe chiedere: "Le frequenze dell'ambiente circostante possono arrivare a far vibrare il DNA delle nostre cellule e modificarne i comportamenti da un punto di vista epigenetico?"[7-11]. Ciò che sappiamo è che la risonanza è un fenomeno con cui il mondo influisce su di noi e che può essere usato per influenzare il mondo.

I prossimi paragrafi presentano diversi metodi per migliorare la salute emotiva e per ricongiungersi con le vibrazioni positive della vita.

Le arti creative

Lo scienziato studia ciò che può *vedere* e *contare*. L'artista incarna quello che *immagina* e interpreta quello che *sente*. Non occorre essere un genio per creare. I bambini lo fanno con pochi materiali. Guardo questi piccolini ballare, quando non sono ancora capaci di camminare. Li vedo correre con gli occhi scintillanti verso i musicisti, cercando di imitare ogni gesto che suscita in loro l'essenza stessa della gioia. La musica e le arti creative sono, infatti, il linguaggio universale e atemporale dell'anima: un modo diretto per cogliere la sottigliezza della vita.

La creatività non esiste in presenza del ragionamento; la spontaneità non esiste in presenza dell'analisi. Per esprimersi in musica, si dimenticano il tempo, le funzioni, l'ego, e si pensa unicamente al presente[13]. Bisogna far tacere le voci interiori che manifestano le nostre paure o le nostre aspettative e ascoltare la voce dell'intuizione, che ci guida a esprimere la nostra anima. Lei sa bene che cosa fare; ci trasforma e ci porta verso una dimensione immaginaria in cui ci congiungiamo con l'universo e riusciamo a parlare con l'intermediazione dell'anima. Per questo motivo, la musica è presente in tante cerimonie religiose.

La musica fa vibrare in noi delle corde emozionali, ci sottrae allo spirito cartesiano. Ci permette di trovare la nostra vera natura. Spesso siamo attratti dalla musica che è in risonanza con i nostri stati d'animo. Viceversa, possiamo anche usare la musica per influenzare il nostro umore e per cambiarlo.

Dimmi quello che ascolti e ti dirò chi sei.

Captiamo le frequenze che ci circondano e queste influenzano il nostro umore. Alcune canzoni ci fanno venir voglia di spararci e altre, come *Billy Jean* di Michael Jackson, ci mettono la voglia di ballare. Essendo un'onda, la musica non si limita a farci vibrare le orecchie; influenza la nostra biologia, così come la crescita delle piante e di altri organismi viventi, anche se non capiscono il significato delle parole[14]!

L'onda acustica fa parte del nostro ambiente e tutto ciò che è ambiente, in definitiva, influisce sulla nostra salute. Immaginiamo l'impatto che i rumori di fondo hanno sulla nostra vita! Le cellule e le molecole che ci costituiscono vibrano anche secondo l'umore e l'energia delle canzoni[14]. La musica è un fattore epigenetico, perché le onde musicali possono indurre dei cambiamenti nell'espressione dei geni, grazie alla risonanza[9-12].

La musica può migliorare il sistema immunitario e le cellule NK antitumorali; per questo è sempre più spesso adottata nei luoghi di lavoro dove ci si preoccupa realmente per la salute dei dipendenti[9,11-12]. Scegliamo la stazione radio giusta, così che la musica ci faccia vibrare in modo positivo.

L'arte è ormai una terapia molto utilizzata nei centri oncologici, perché si è dimostrata efficace nel promuovere non solo il benessere psicologico dei pazienti, ma anche quello fisico[15-24].

Le sedute di musicoterapia, di pittura o di scrittura migliorano il benessere e riducono il dolore e l'ansia.

Sorridere e ridere

Pensiamo troppo e non sentiamo abbastanza. Non c'è niente di duraturo in questo mondo, nemmeno i nostri problemi. Un giorno senza sorriso è un giorno perso.

– Charlie Chaplin

Dobbiamo sorridere soprattutto quando non ne abbiamo voglia. Alcuni lavori di ricerca dimostrano che sforzarsi di sorridere migliora il senso di benessere e i ritmi biologici[25]. La vita è troppo breve per essere presa troppo sul serio. Un sorriso è più contagioso di un microbo, perché si trasmette immediatamente tramite la risonanza! Non ha bisogno di un periodo di incubazione e ci fa sentire subito bene. La serie umoristiche conoscono il potere contagioso del ridere e spesso usano le risate preregistrate. Non ci vuole molto perché tutti sulla Terra ridano; basta che poche persone sparse qua e là sul pianeta inizino a ridere, ed ecco che le risate si diffondono immediatamente. A volte siamo talmente assorbiti dal nostro lavoro, da interessi e scadenze, che ci dimentichiamo di prenderci il tempo per sorridere e chiederci: "Che cosa ne sarà di tutto questo tra dieci anni?".

L'effetto del buon umore è istantaneo e si diffonde nel corpo, passando attraverso le sue reti, sino a raggiungere ogni cellula. Diversi studi hanno dimostrato che la risata è un ottimo modo per rafforzare le cellule immunitarie che combattono il cancro[26-27]. Una delle mie priorità è quella di spingere i miei pazienti a uscire da situazioni di disagio grazie alle risate. Non ho ancora le capacità di Patch Adams, ma le avrò un giorno, lo sento. Quest'ultimo è sempre stato convinto dell'esistenza di un collegamento tra l'ambiente, il benessere e la salute. Ha fondato il Gesundheit Institute e sta progettando di costruire un ospedale pubblico molto grande in Virginia, in cui le cure mediche tradizionali saranno integrate da quelle alternative. La sua organizzazione inoltre svilupperà un intero sistema educativo per gli studenti di medicina, per insegnare loro una visione più globale della salute[28]. Adams incoraggia gli studenti a stabilire dei legami empatici con i pazienti, utilizzando la risata e il gioco, elementi che ritiene essenziali per la salute.

> *L'umanità si prende troppo sul serio. Questo è il peccato originale del mondo. Se gli uomini delle caverne avessero saputo ridere, la storia sarebbe stata diversa.*
>
> – Oscar Wilde

Le interazioni personali

Ognuno di noi ha un cervello diverso, ma questa unicità si perde molto velocemente a contatto con gli altri. Gli studi dimostrano che in due persone che comunicano tra loro, anche in modo non verbale, le attività cerebrali si sincronizzano rapidamente; è come se i cervelli si unissero e perdessero il loro carattere distintivo[29-30]. Questa interdipendenza è illustrata anche dalle nuove, eccitanti scoperte nel campo dei neuroni specchio. Questi neuroni, presenti in tutti, servono a integrare le informazioni provenienti dall'esterno. Funzionano in modo molto simile a dei riflettori e si attivano in conformità a ciò che la persona percepisce nel suo ambiente a livello inconsapevole[29]. A volte ci comportiamo proprio come scimmie, *copiando* le persone intorno a noi senza rendercene conto. Questo fenomeno spiega perché alcune persone modificano il loro accento in presenza di persone straniere e perché gli sbadigli siano così contagiosi. Quindi non solo le emozioni, ma anche le azioni possono venire trasferite ad altri attraverso il fenomeno della risonanza[31-32].

Il cerchio intorno a noi

Siamo, prima di tutto, degli esseri socievoli. Abbiamo bisogno di essere circondati da persone che amiamo e che ci apprezzano. I nostri migliori amici sono coloro con i quali possiamo essere noi stessi, senza dover recitare un ruolo. Purtroppo, poche persone sanno mantenere le vere amicizie a lungo. Molti adulti che hanno raggiunto il *successo*, come lo intende la società di oggi (amministratori di imprese, medici e avvocati brillanti, ecc.), giudicano la loro vita noiosa e si struggono, pensando ai vecchi amici di un tempo[33]. A volte solo dopo un divorzio ci si rende conto di aver trascurato le relazioni di amicizia. Diversi studi dimostrano che l'isolamento sociale indebolisce il sistema immunitario, altera l'espressione dei geni, può portare alla depressione e svolge anche un ruolo nella formazione del cancro[34-37].

Come in una relazione d'amore, è importante sforzarsi di conservare i propri amici più intimi e questo oggi è molto più semplice grazie agli strumenti che Internet offre. Per contro, è anche necessario concedersi dei periodi di solitudine per ritrovarsi. Quando siamo sempre circondati da gente e siamo eccessivamente preoccupati per la vita degli altri, possiamo avere più difficoltà a rispondere alle nostre esigenze. È una questione di equilibrio, dopo tutto. Inoltre, occorre considerare con attenzione il risultato di queste relazioni, perché alcune persone a noi vicine contribuiscono alla nostra crescita, mentre altri rallentano la nostra evoluzione personale. Gli studi comportamentali rivelano che le persone che ci circondano hanno, nel tempo, una grande influenza su di noi. L'ambiente sociale influenza la mente e persino i geni[34-37]. Quando si verifica il risveglio della coscienza, la nostra visione della vita può cambiare e portarci a riconsiderare la qualità di certe relazioni. Amare significa rispettare lo spazio degli altri e le loro scelte, ma anche darsi un proprio spazio e ricercare la propria libertà.

Alcune persone entrano nel nostro spazio e si lamentano, criticano o fanno la parte delle vittime; ci costringono sempre ad ascoltare le loro storie "negative". Non bisogna necessariamente dare spazio all'ascolto, perché ci può ritrovare confinati nello stesso circolo vizioso. A queste persone si può invece chiedere semplicemente: "Che cosa conti di fare con questo problema adesso?". Oppure: "Come pensi di risolverlo?". In tal modo li aiuteremo a ritornare a vivere il momento presente.

Al lavoro

La sensazione di venire "travolti" è un fattore di stress che spesso deriva dall'incapacità di dire di no alle richieste altrui. Nessuno conosce le nostre esigenze quanto noi, e noi, allo stesso modo, non possiamo indovinare i bisogni degli altri; esprimiamole, pur rimanendo attenti a quelle di chi ci circonda, soprattutto al lavoro. I conflitti sul posto di lavoro sorgono quando stiamo sulla difensiva, quando abbiamo paura di "perdere la faccia" o quando diamo troppo peso al rispetto che gli altri "ci devono". Oppure ci scontriamo con gli obiettivi professionali dei colleghi. Un buon modo per promuovere la pace sul posto di lavoro è quello di aiutare gli altri a raggiungere i loro obiettivi, rimanendo però concentrati sui nostri.

Comprendere le emozioni (ritorno al capitolo 3)

> Il cancro mi ha fatto crescere. Ho capito che amavo la vita. Ora, se ho un'emozione negativa, cerco di comprenderla per eliminarla rapidamente. Penso di meritare il bene. Le persone che mi circondano sanno che adesso non passo sopra a nulla che non mi piaccia; lo dico subito. Lo dico, anche se solo a me stessa, ma quel suono basta a estirparla. Non la tengo dentro di me.
>
> *Mireille Huguenin*

Ogni giorno siamo bombardati da emozioni. Il nostro corpo ci invia delle sensazioni fisiche (fame, sete, dolore, ecc.) per informarci sui suoi bisogni fisici, ma ci manda anche dei segnali emotivi per avvertirci delle esigenze mentali. Alcune sono vere. Con un po' di distacco, possiamo capire se sono prodotte del nostro ego o se appartengono alle persone che ci circondano e ci vengono trasmesse per risonanza.

Le emozioni sono solo dei segnali ed è molto importante saperle gestire, perché influenzano il nostro comportamento... e quindi il nostro futuro. Il primo passo è capirne l'origine.

L'emozione che sento viene da qualcuno che mi circonda? Forse da un bambino che piange o da una persona in difficoltà? Se è così, l'emozione non mi appartiene. Altrimenti è attribuibile a una situazione che mi fa sentire questa emozione. Considerandola con distacco chiediamoci se questa emozione ha ragione d'essere, se siamo troppo sensibili, se, cambiando punto di vista, possiamo interpretarla in un altro modo. Come un elicottero che si alza nel cielo, dobbiamo distaccarci dalla situazione e verificare se la nostra percezione della realtà è esatta.

Se l'emozione è oggettivamente vera, occorre agire[4]. Quando non l'ascoltiamo, la paura si radica in noi, distruggendo risorse importanti e allontanandoci dalla pace e dall'amore, che sono riserve di salute. Le emozioni negative costanti possono potenziare gli altri fattori di rischio del cancro. Affrontando le emozioni all'origine, ci sbarazzeremo dell'ansia e ricercheremo la verità di noi stessi, quella pace che agisce direttamente sulle nostre strutture fisiche.

Il capitolo 3 suddivide le emozioni in un modo logico e facile da capire, ma il mondo delle emozioni è multidimensionale[38]. Occorre ricordare che molte emozioni che proviamo sono una combinazione di emozioni primarie.

I sette colori fondamentali

Stress

È l'indicazione che ci sono troppe cose da fare, ma non abbastanza supporti o risorse per farle bene.

Soluzione: verifichiamo se abbiamo davvero troppo da fare o se è solamente la nostra percezione della realtà. Chiediamoci se abbiamo bevuto troppo caffè la mattina, se siamo dei perfezionisti, se abbiamo bisogno di controllare in modo eccessivo la nostra vita. Chiediamoci anche quali sarebbero le reali conseguenze nel caso non riuscissimo a completare ciò che dobbiamo fare in tempo utile.

Se la nostra percezione è corretta, impariamo a lasciar andare, a delegare e a gestire al meglio il nostro tempo. A volte è sufficiente dire: "No, non lo faccio ora". Infine, non esitiamo a chiedere aiuto quando ci occorre.

Noia

È l'indicazione che abbiamo bisogno di vivere sfide e nuove esperienze, di superare i nostri limiti.

Soluzione: chiediamoci se manchiamo di stimoli. In tal caso è necessario agire per andare oltre i nostri confini e fare cose nuove. Proviamo a impegnarci in qualcosa che abbiamo sempre sognato di fare, come imparare a suonare uno strumento, usare un nuovo computer, ballare, cucinare, fare *body painting,* coltivare cactus, fare fotografie, ecc. Scegliamo quello che vogliamo, purché ci stimoli e sia un investimento in "attività".

Rabbia

È la percezione che una situazione è ingiusta per noi o per le persone che amiamo.
Soluzione: chiediamoci se la situazione, vista con distacco e attraverso una migliore comunicazione, sia davvero ingiusta, se possiamo renderla giusta, se derivi da un errore d'interpretazione o dal nostro sistema di credenze sbagliato. Se non è possibile correggere una situazione ingiusta, occorre perdonare. Il rancore è una collera mascherata, che mantiene l'emozione negativa all'interno del corpo; alla lunga nuoce alla persona rancorosa e non al "nemico", oggetto del rancore. Perdonando, rilasciamo la pressione negativa esercitata da questa emozione sul nostro corpo.

Senso di colpa

È la paura che le nostre azioni possano causare del male a un'altra persona. La vergogna è invece la paura che un nostro atto danneggi la nostra immagine.
Soluzione: chiediamoci, osservando la situazione da un altro punto di vista, se quello che abbiamo fatto sia davvero sbagliato. Se è così, proviamo a correggere la situazione. Se questo è impossibile, assumiamoci la responsabilità delle nostre azioni con maturità. Chiediamo scusa sinceramente a noi stessi o agli altri. L'importante è imparare la lezione e sapersi perdonare in futuro. La vita è troppo breve per coltivare dei rimpianti.

Tristezza

È l'indicazione che abbiamo subito una perdita significativa.
Soluzione: chiediamoci, osservando la situazione da un altro punto di vista, se questa perdita sia veramente importante o se il nostro grado di attaccamento sia esagerato. Proviamo a colmare

il senso di perdita con un altro oggetto, un altro lavoro o un'altra relazione. Se questo è impossibile, cerchiamo di soddisfare la nostra necessità in un altro modo. Se la tristezza deriva dalla perdita di una persona cara, concediamoci di vivere il lutto. Siamo esseri umani dopo tutto! Il lutto è preoccupante quando si protrae oltre un anno, ma la durata può variare a seconda del legame con la persona perduta e dell'esperienza individuale.

Solitudine

È l'indicazione della necessità di condividere del tempo con una persona cara.

Soluzione: chiediamoci se davvero siamo spesso soli o se siamo invece incapaci di stare da soli e sentiamo la necessità di essere sempre circondati da qualcuno. Se la solitudine è vera, chiamiamo una persona che amiamo, invitiamo a cena qualcuno, cerchiamoci un lavoro part-time, facciamo volontariato, iscriviamoci a un club dove poter praticare le nostre attività preferite. Facciamo qualsiasi cosa che ci permetta di interagire, socializzare e sentirci apprezzati dagli altri.

Inadeguatezza

È una voce interiore che ci dice che non facciamo una cosa come andrebbe fatta. Commenti maligni, informazioni errate riguardanti la nostra identità o le nostre capacità possono mettere radici nel nostro inconscio, portandoci a credere che non meritiamo di essere amati.

Soluzione: per prima cosa, assicuriamoci di essere veramente in gamba e di non aver bisogno di un cambiamento di prospettiva. L'inadeguatezza ci impedisce anche di leggere i messaggi in modo oggettivo. Chiediamoci se potremmo fare di meglio, svolgendo un'altra attività che valorizzi maggiormente i nostri punti di forza. Se abbiamo bisogno di apprendere nuove competenze, diamoci da fare. In caso contrario, esercitiamoci a respingere i pensieri negativi non appena ne diventiamo consapevoli e divertiamoci a farlo. È importante imparare a celebrare le piccole vittorie della vita. Come diceva Madre Teresa: "Non facciamo grandi cose, soltanto cose piccole, ma con immenso amore".

Quando non si presta attenzione al reale contenuto emozionale di un messaggio emotivo, questo continua a ritornare e danneggia il corpo. Trascurare costantemente le emozioni porta a un circolo vizioso di frustrazione e depressione. *Agire* secondo l'emozione provata e *rispondere* a questo bisogno è l'unico modo per risolvere la situazione. Non cadiamo nella trappola, non temiamo la paura. Affrontiamola, poiché spesso si tratta di un prodotto dell'ego. La paura scompare quando la si affronta.

Il contrario della paura è l'amore. Non possiamo cercare l'amore con la ragione. L'amore, quando lo si sente con il cuore, si diffonde in vari rivoli; diventa realizzazione, gioia, entusiasmo, speranza, serenità, gratitudine, estasi, ecc. Tutti noi conosciamo questi stati d'animo, perché... non li fuggiamo. Ascoltare le proprie emozioni quotidiane è un'abitudine gratificante, che però richiede una buona conoscenza di sé e la capacità di rimanere connessi con la coscienza, il nostro nucleo interiore.

Limitare i pensieri negativi

Creiamo il nostro universo con i pensieri. I pensieri si materializzano quando prestiamo loro attenzione. Tramite il principio di risonanza trasmettiamo i pensieri a ciascuna delle nostre cellule. Essi influenzano il nostro ambiente e il nostro corpo, persino il DNA. Diventiamo ciò che pensiamo e riceviamo dal mondo ciò che proiettiamo. Dunque possiamo dirigere il corso della nostra vita e migliorarne la qualità, esercitando un maggior controllo sulla nostra coscienza, sconfiggendo i pensieri negativi. Alcune ricerche hanno dimostrato che i pensieri negativi alla lunga ci portano alla depressione[39]. Gli ottimisti, del resto, conducono una vita migliore dei pessimisti, che muoiono prima[29].

Le idee che ci nascono in continuazione nella mente non sono le *nostre* idee, ma delle idee. Il loro carattere (positivo o negativo) è molto legato alle circostanze; dipende dalle nostre necessità fisiche, dall'ambiente, dall'ora della giornata, dalle nostre esperienze passate, dai nostri atteggiamenti, ecc.

Quando abbiamo lo stomaco vuoto e la vescica piena e siamo bloccati in un ingorgo in autostrada, abbiamo idee negative. Quando siamo circondati da persone che criticano tutto e si lamentano in continuazione, quando guardiamo un film dell'orrore o ascoltiamo una cattiva notizia, abbiamo *pensieri negativi*, che però non sono nostri. La nostra antenna li ha catturati per risonanza, tutto qui. Una volta capito questo, sorrideremo e non ci soffermeremo più su di loro. Capiremo anche che limitare i pensieri negativi non significa necessariamente creare pensieri positivi.

Secondo studi recenti, anche solo l'*idea* di poter avere il cancro sarebbe estremamente dannosa, perché genera ansia e indebolisce le cellule immunitarie responsabili di combatterlo[40].

Diventiamo dunque consapevoli del potere che i nostri pensieri negativi possono avere su di noi e domandiamoci quale sia la loro origine.

L'ipnosi

Dimentichiamo tutti gli spettacoli di ipnosi a cui abbiamo assistito; l'ipnositerapia non ha nulla a che vedere con questo. Nessuno ci farà fare nulla che non vogliamo. Lo stato di trance dell'ipnosi è più simile a uno stato proprio dell'infanzia, quando si era "nelle nuvole". L'ipnosi serve quindi a tuffarsi nell'universo dell'inconscio, che rappresenta il 90% della nostra mente[41]. Ma l'inconscio non è realmente inconscio; piuttosto, siamo noi a essere ignari del suo lavoro incessante.

L'inconscio controlla molte delle nostre funzioni automatiche, come il respiro e la digestione. Non c'è bisogno di comandare lo stomaco o l'intestino. Questi organi agiscono da soli, senza alcuno sforzo mentale cosciente da parte nostra! È una fortuna, perché altrimenti non avremmo il tempo di fare altro che sopravvivere... L'inconscio inoltre contiene tutti i nostri ricordi e le nostre esperienze di vita, classificate come "buone" o "cattive" in base al risultato e alle emozioni provate quando l'evento si è verificato. L'inconscio è un grande archivio dove sono conservati i dati della nostra vita.

Quando un computer nuovo rallenta e diventa meno efficiente, non è sempre colpa dei virus o del venditore! Il disco fisso è probabilmente saturo di informazioni, e il modo migliore per renderlo più efficiente è quello di eliminare i file non necessari. Questo è proprio ciò che l'ipnosi ci permette di fare con il nostro disco fisso.

Molti ricordi sono poco ordinati e hanno lasciato cicatrici nella nostra memoria, e noi cerchiamo invano di evitarli. Per esempio, il piccolo Filippo un giorno è andato a scuola con i pantaloni gialli. Un amico l'ha preso in giro: "Hai fatto la pipì nei pantaloni!". Filippo dopo questo episodio non ha mai più portato pantaloni gialli. La verità è che non c'è niente di male a portare pantaloni gialli, perché la moda è ciclica e legata alla cultura. Filippo era troppo giovane per difendersi, tutto qui. Molte informazioni sono classificate in modo erroneo nel nostro inconscio; certe sono meno drammatiche, ma hanno un impatto sul quotidiano e conducono, alla lunga, a una vita senza equilibrio. Noi non ci accorgiamo che hanno delle ripercussioni sul nostro fisico, perché l'inconscio controlla molte delle nostre attività fisiologiche automatiche.

Lo osserviamo spesso nelle persone con sindrome da stress post-traumatico. Queste, avendo vissuto un evento traumatico nel passato, lo rivivono periodicamente, come se succedesse di nuovo nel presente. L'evento inciso nella loro memoria riaffiora di tanto in tanto, inducendo dei cambiamenti fisiologici simili alla prima esperienza. Non è quindi solo la mente che rivive l'esperienza, ma tutto il corpo, come succede ai veterani di guerra. Ho sperimentato personalmente questo fenomeno. Durante la mia infanzia in Libano, per molti anni abbiamo vissuto nascosti in uno scantinato buio, per ripararci dalle bombe. Ogni esplosione era percepita come un segnale di morte, come se fosse l'ultimo rumore che sentivamo. La paura della sofferenza spingeva tutto il corpo a reagire (palpitazioni, crampi, sudorazione, ecc.). Per diversi anni ho avuto le stesse manifestazioni fisiche quando sentivo un rumore sordo, come le esplosioni dei fuochi d'artificio. Ho preferito l'ipnosi all'alcol e ora posso godere della bellezza dei fuochi d'artificio. Si era creato un "riflesso".

Questo esempio illustra bene il potere dell'inconscio sul fisico. I cambiamenti nel nostro corpo non hanno più ragione di esistere, ma sono stati "associati" e "incisi" nel nostro inconscio. Alla lunga, essi producono dei cambiamenti su funzioni automatiche importanti come la digestione e la respirazione (cap. 9). Così come facciamo la dichiarazione dei redditi ogni anno, di tanto in tanto è necessario fare una revisione completa del nostro inconscio e riclassificare correttamente le sue associazioni. L'ipnosi ci consente di divenire consapevoli di questo processo inconscio, permettendoci di accedere a questo universo e di riportare l'ordine in tutte le false verità che ci trasciniamo dietro e che amplificano l'ego.

Durante questo piacevole stato di trance il terapeuta può dare dei suggerimenti al nostro inconscio per convogliare in noi forza, pace e determinazione.

Il subconscio ha un potere davvero sottovalutato. L'ipnosi ci àncora al presente, rinsalda l'autocontrollo e permette di bloccare i pensieri negativi, migliorando l'umore[45-46].

Secondo una meta-analisi recente, sarebbe molto utile aggiungere questa pratica alle terapie mediche[42]. L'ipnosi inoltre regola e riduce il dolore. Diversi dentisti, radiologi e chirurghi vi ricorrono nei loro interventi, a volte al posto dell'anestesia[43-45]. Alcune ricerche hanno dimostrato che questa tecnica aiuta anche a ridurre gli effetti secondari dei trattamenti[46], migliora il sistema immunitario e regola il DNA[47-52].

L'ipnosi può essere fatta individualmente, al lavoro e a casa. L'autoipnosi è un ottimo modo per rilassarsi e distendersi, migliora la respirazione e le prestazioni. In commercio sono disponibili molti CD di autoipnosi. Scegliamo una voce avvolgente che ci faccia sognare e... buona esplorazione dell'inconscio, il luogo delle infinite possibilità.

La luce

Il fotone di luce è un fenomeno elettromagnetico. Tutto ciò che è materia, compreso il nostro corpo, è formato da questi fotoni iperorganizzati. Siamo quindi un campo elettromagnetico di grandi dimensioni. È davvero così sorprendente pensare che la luce solare ci influenzi?

Anche i colori hanno un'influenza diretta sulla mente. Alcune ricerche hanno dimostrato che il colore delle pareti di un'aula modifica i risultati agli esami[53] e l'effetto di un farmaco sarà diverso a seconda del colore della capsula, anche quando si somministra la stessa molecola[54]. I colori, i suoni, le immagini agiscono sulla nostra vita senza che ne siamo coscienti.

Oltre alla comunicazione quantica che avviene tramite ciascuno dei nostri atomi, la natura ci ha dotato di un organo particolare per comunicare con lei: la ghiandola pineale. Situata al centro del cervello, collegato al resto del corpo tramite una fitta rete di vasi sanguigni, questa ghiandola ha il compito di metterci in relazione con il macrocosmo. Considerata da René Descartes come la sede della mente, e dalle culture antiche come il "terzo occhio", questa ghiandola è rimasta a lungo un mistero per gli scienziati, ma ora conosciamo le sue proprietà. La luce del sole entra nel corpo principalmente tramite gli occhi, che sono collegati alla ghiandola pineale, e questa reagisce in modo costante alla luce e ai campi elettromagnetici circostanti. La ghiandola pineale regola così il ciclo circadiano; è il nostro orologio interno e agisce anche come un "fotometro", vale a dire come il nostro lettore di luce. In questo modo, siamo in comunicazione diretta con la natura e siamo sempre consapevoli della lunghezza delle giornate e delle stagioni. Immaginiamo di essere degli smartphone e che l'universo sia un computer universale. La ghiandola pineale è il filo che ci collega al computer. Da quando si è scoperto che secerne la melatonina, un ormone che regola il sonno, questa ghiandola è stata studiata con vivo interesse. La melatonina viene rilasciata in modo ritmico in base alla luce: viene secreta quando c'è buio e raggiunge il suo apice verso le due o le tre del mattino. Fondamentalmente, ciò che regola la produzione di questo ormone, cioè una molecola, è qualcosa di immateriale, cioè la luce.

Nel regno animale, la ghiandola pineale segue le istruzioni dell'ambiente e controlla le funzioni stagionali di riproduzione, letargo e comportamento. Questo fa sì che il serpente cambi la pelle, gli uccelli il colore delle piume, gli orsi dormano per tutto l'inverno e, una volta finito, si strofinino gli occhi, facciano un bagno e si cerchino una signora orso con cui fare dei cuccioli.

In breve, la ghiandola pineale gestisce tutte queste operazioni inconsce in funzione delle condizioni climatiche, influenzandoci senza che ce ne rendiamo conto.

La ghiandola pineale è minuscola negli animali che vivono vicino all'Equatore ed è grande in quelli che vivono vicino ai Poli. In certe specie, come l'elefante marino, raggiunge il 50% delle dimensioni del cervello[53]. In alcuni uccelli, lucertole e pesci si trova nella parte alta del cranio; protetta da una membrana, cattura direttamente la luce solare, come un terzo occhio. La sua struttura e la sua attività sono del resto simili a quelle di un occhio[53]. È una sorta di "cordone ombelicale" che ci collega all'ambiente.

Fino a un secolo fa gli uomini vivevano per lo più all'aperto, in contatto con la natura, e ricevevano una dose giornaliera adeguata di luce. Oggi viviamo in ambienti chiusi e con la luce artificiale, che si è diffusa dopo il 1879 grazie all'invenzione delle lampadine, e il nostro stile di vita è cambiato. Siamo quindi meno esposti rispetto al passato alla luce solare. Poiché l'illuminazione artificiale convoglia uno spettro di luce ridotto, siamo privi di una fonte vitale di grande importanza.

Recentemente è stata riconosciuta un nuova sindrome chiamata "depressione stagionale", caratterizzata da sintomi depressivi causati dalla mancanza di luce: appare in autunno, peggiora in inverno, quando le giornate sono più brevi, e scompare in primavera. Studi condotti su individui che soffrono di questa malattia hanno dimostrato che l'utilizzo di una luce a spettro completo, simile a quella del sole, è il trattamento d'elezione[53-56]. Negli individui esposti a spettro completo i sintomi depressivi migliorano e si ripristina la piena funzionalità.

Questo studio ha chiaramente dimostrato *l'effetto diretto dei raggi solari sulle nostre emozioni.* Nel capitolo 10 vedremo che una moderata esposizione alla luce solare, a differenza di quanto sostengono le credenze popolari, è *benefica* e aiuta a combattere il cancro.

In breve, non possiamo fare a meno del sole. Il nostro benessere e la nostra salute dipendono da lui. Usciamo il più spesso possibile! Se i raggi sono troppo forti, possiamo ripararci sotto un parasole o in qualche altro modo. Se possibile, cambiamo la luce artificiale (soprattutto quella fluorescente) con lampade a spettro luminoso completo. Esponiamoci alla luce del giorno e cerchiamo di vivere in sintonia con la lunghezza delle giornate. Se ne abbiamo la possibilità, usciamo durante le pause e se siamo spesso al buio, togliamoci gli occhiali da sole quando usciamo! I nostri occhi ci permettono di vedere, naturalmente, ma sono anche un importante mezzo per sincronizzarci con l'ambiente.

Letture consigliate

J.B. Schnur, "A randomized trial of a cognitive-behavioral therapy and hypnosis intervention on positive and negative affect during breast cancer radiotherapy", *Journal of Clinical Psychology*, vol. 65, n. 4, pagg. 443-455, aprile 2009[53].

www.stress.org[1].

www.patchadams.org[28].

CAPITOLO 9

La salute spirituale

Alcuni anni fa strabuzzavo gli occhi quando sentivo la parola "spirituale". Non mi ci vedevo a vendere i vestiti, radermi la testa e unirmi a una setta per adorare un dio di cui non ero neppure in grado di pronunciare il nome. Ma associavo soprattutto questa parola al Giudizio universale e allo sfruttamento dei poveri creduloni. Oggi la mia percezione della spiritualità è cambiata: per me è il rapporto tra l'individuo e se stesso, la sua famiglia, i suoi amici, il suo ambiente, il pianeta e l'universo. Non è un dovere, ma una filosofia personale di vita. La coscienza è la crescita mentale che si raggiunge al termine della crescita fisica. Quello che io, come individuo, vedo, esperimento, penso o sento alla fine non è neppure me stesso. Chi sono io? Io sono l'osservatore, la luce della coscienza che è all'origine di tutto; una persona distaccata dalle "proprie" idee che mantiene un occhio critico sui suoi pensieri; sono l'universo senza esserne al centro.

La spiritualità è il messaggio originale di tutte le religioni. Purtroppo, questi messaggi sono stati distorti nel tempo. Molte religioni sono istituzioni sovraccariche di regole e dogmi che nel passato hanno utilizzato dei messaggi spirituali per fini malvagi, per avidità o per brama di potere. Per me la spiritualità è l'opposto del dogmatismo, costituisce una visuale più *allargata e senza preconcetti* dell'esistenza. La spiritualità ci porta a capire che ci sono diverse verità su questa terra. È un'"apertura della mente" che aiuta a liberarci dai principi obsoleti in modo da poterci continuamente adattare all'evoluzione della vita.

La "religione" implica un senso di appartenenza a una particolare identità. La spiritualità non comporta alcun senso di appartenenza, richiede solo di essere vivi e di voler amare, amarsi e portare a compimento la nostra umanità.

Talvolta nella vita sperimentiamo dei fenomeni di realizzazione spirituale (*illuminazione*) quando ci sentiamo "collegati a una forza superiore" o quando avvertiamo una pace interiore straordinaria. Il modo migliore per sviluppare la coscienza non è, però, quello di aspettarsi questi momenti, ma piuttosto di coltivarla. La membrana dell'ego si strappa come un guscio d'uovo, liberando l'energia inutilmente accordata ai pensieri negativi. Si può allenare la spiritualità come facciamo con i muscoli. L'ingrediente essenziale per la sua crescita è la disciplina.

La salute spirituale è oggi tenuta in grande considerazione da un numero crescente di centri oncologici, dove si considera l'uomo in tutte le sue sfaccettature; è anche una delle raccomandazioni dell'Organizzazione Mondiale della Sanità[1-8].

CREDERE

Le vostre credenze diventano i vostri pensieri.
I vostri pensieri diventano le vostre parole.
Le vostre parole diventano le vostre azioni.
Le vostre azioni diventano le vostre abitudini.
Le vostre abitudini diventano i vostri valori.
I vostri valori diventano il vostro destino.

– Mahatma Gandhi

Ognuna delle nostre credenze è un timone che permette alla nostra nave di attraversare l'oceano o di perdersi in mare. Le credenze possono quindi spostare le montagne!

Se pensiamo di essere travolti da una tempesta, come potremo salvarci? Probabilmente finiremo in una tempesta immaginaria. È un fenomeno, questo, ben noto alla scienza. Gli studi scientifici hanno tenuto conto di tale effetto: l'effetto placebo. Ogni trattamento, infatti, per essere convalidato, deve essere messo a confronto con il trattamento placebo. I pazienti perciò vengono suddivisi in due gruppi: un gruppo che viene testato e uno di "controllo". Naturalmente, nessun paziente sa a quale appartiene. Quelli del gruppo di "controllo" ricevono un finto trattamento o meglio una “simulazione” di trattamento di cui vengono annotati gli effetti. Tali effetti attribuibili alla mente sono poi messi a confronto con i risultati del gruppo che ha ricevuto un trattamento testato. Questo procedimento permette di ottenere dei risultati oggettivi e un’indicazione sull’efficacia reale dell’oggetto della ricerca. Il gruppo di controllo riceve spesso dello zucchero uguale nella forma al farmaco testato. Alcune persone reagiscono come se avessero preso davvero il medicinale: il loro corpo reagisce perché *credono* di aver preso il principio attivo! Il fisico risponde alla mente. Per convalidare e commercializzare un prodotto, è sufficiente che abbia un effetto lievemente superiore a quello del placebo.

Per esempio, dopo un intervento chirurgico al ginocchio, molti pazienti riferiscono un miglioramento dei sintomi: possono di nuovo fare passi lunghi senza provare dolore. In uno che si propone di valutare le operazioni eseguite per curare l’artrosi, il dottor Bruce Moseley ha diviso i pazienti in tre gruppi: il primo è stato sottoposto a intervento con pulizia chirurgica, il secondo a un lavaggio artroscopico e il terzo a un intervento placebo. Ai pazienti del terzo gruppo è stata effettuata un’incisione in sala operatoria e una simulazione di procedura con sutura finale della pelle. Dal risultato di questo studio pubblicato sul *New England Journal of Medicine* emerge che tutti i trattamenti migliorano i sintomi in modo equivalente nella metà dei pazienti. Sì, la chirurgia placebo ha avuto un effetto terapeutico spettacolare, paragonabile alle altre tecniche[9]! Questo dimostra la forza delle nostre convinzioni: basta solo sapere come canalizzarle.

L’effetto di una sostanza placebo è stato paragonato a quello della morfina, con risultati sorprendenti: potrebbe alleviare il dolore in metà delle persone ammalate di cancro[10-11]. Studi precedenti hanno dimostrato enormi miglioramenti della condizione dei malati di cancro anche dopo un trattamento placebo[10-12]. Da recenti meta-analisi emergono tassi di risposta fino all’80% con placebo, sia nel trattamento della depressione che in quello di malattie cardiache e infiammatorie[13-17]. Il placebo è così potente che persino il colore della capsula influenza la sua efficacia. L’azzurro sembra avere un effetto rilassante e il rosso stimolante[18].

La variabilità della risposta al placebo dipende anche dalla nostra suggestionabilità. In uno studio per valutare l'effetto di un farmaco per le ulcere gastriche, i pazienti sono stati suddivisi in due gruppi. I ricercatori hanno spiegato al primo che il farmaco avrebbe potuto "senza dubbio" migliorare la loro condizione e invece al secondo gruppo che il medicinale era in via di sperimentazione e non si conoscevano con esattezza i suoi effetti. Lo stesso prodotto è stato poi somministrato a entrambi i gruppi. Nel primo gruppo di pazienti il beneficio è stato del 75%, ma solo del 25% nell'altro. Eppure era la stessa sostanza[10]!

La nostra forza mentale e immaginativa può trasformare il nostro corpo, sia in meglio (quando il placebo ha un effetto terapeutico) sia in peggio (quando provoca effetti collaterali). Alcuni studi hanno dimostrato che gli effetti collaterali dovuti al placebo sono ancora più importanti di quelli di un farmaco testato[15], dato del tutto "illogico", perché il placebo è costituito da una sostanza chimicamente inattiva. L'effetto placebo supera dunque la logica e dimostra la potenza dell'irrazionale.

Con "effetto nocebo" ci si riferisce agli effetti negativi del placebo, che sono causati dalla paura e dall'apprensione per gli effetti collaterali. L'effetto nocebo comanda inconsciamente al nostro corpo di materializzare le nostre paure, pertanto tutto ciò che temiamo ha più probabilità di verificarsi. Secondo recenti studi, anche la semplice paura di ammalarsi di cancro può indebolire il sistema immunitario e contribuire così alla sua comparsa[19]. La paura del cancro è un flagello più grande del cancro stesso. Secondo l'effetto nocebo, questo timore potrebbe anche inconsciamente comandare al nostro corpo di preparargli il terreno. E che dire della paura veicolata dai media? Sapendo che potrebbe determinare l'insorgere della malattia, è anche nel nostro interesse smettere di diffonderla.

Liberatasi dal paternalismo che le era proprio, la medicina ora deve comunicare ai pazienti tutti gli effetti collaterali delle terapie. Si tratta di un'arma a doppio taglio perché, per l'effetto nocebo, può aumentare il rischio che questi effetti si verifichino. È giusto che i pazienti siano messi in grado di prendere le proprie decisioni, ma alcuni possono trarre dei vantaggi se protetti dalla loro immaginazione. Dal momento che la guarigione dal cancro è imprevedibile, perché dipende da diversi altri fattori oltre che dalla medicina, dobbiamo evitare la parola "guarigione" per non dare false speranze ai pazienti. Ma la speranza può sul serio essere vera o falsa? Ha davvero valore una vita vissuta nella disperazione, soprattutto quando sappiamo che la disperazione è un fattore che aumenta l'aggressività del cancro? Io scelgo la speranza perché occorre superare la paura per non cadere vittime dell'effetto nocebo.

Siamo la forza trasformatrice di questo universo, soprattutto in ragione delle nostre menti. Un pensiero, sostenuto da emozioni e da un'attenzione acuta, diventa una realtà e può manifestarsi nel mondo fisico. Può anche indurre dei cambiamenti nel corpo. Alcuni problemi fisici, anche molto importanti, possono emergere a seguito di un trauma psichico. La "malattia di conversione" è un'entità medica che illustra questo fenomeno. È frequente che un disturbo psichiatrico, un evento mentale, venga "convertito" in un problema fisico, per esempio in sordità. E non si tratta di fare "orecchie da mercante", ma di una reale perdita della capacità uditiva. La gravidanza isterica è un altro curioso esempio di disturbo di conversione. Il corpo di alcune donne può subire dei cambiamenti identici a quelli che avvengono in gravidanza, anche se l'ovulo non è fecondato. Tale trasformazione si verifica per l'unica ragione che queste donne *credono* di essere incinte e il loro corpo reagisce in funzione di quest'onda mentale[20-22].

Ci sono centinaia di scritti su pazienti ammalati di cancro che sono sopravvissuti nonostante una prognosi infausta. Che cos'hanno in comune? *Tutti* hanno affrontano la paura, rifiutato di credere alle statistiche e deciso di "prendersi in mano". Non c'è bisogno di essere malati per cominciare. Troviamo questo atteggiamento anche in soggetti sopravvissuti a terribili condizioni fisiche, come quelle sperimentate nei campi di concentramento o in spedizioni polari in solitaria. Tutti hanno fiducia in se stessi e si sentono in grado di controllare il proprio destino. Nelle loro menti non esiste alcun dubbio sul fatto di avere le risorse necessarie per uscire dalla difficile situazione in cui si trovano. Hanno fiducia in se stessi e nell'ambiente in cui vivono e non sprofondano nella disperazione[23].

Il prodotto più certo dell'ateismo è la disperazione.

– Julien Green

La *disperazione* è il contrario della speranza ed è la paura prolungata, accompagnata da una sensazione di perdita di controllo. Le persone disperate si sentono spesso frustrate e abbandonate. Negli studi sperimentali sul cancro, la disperazione triplica la crescita delle cellule negative[93 cap. 3].

Non sono gli eventi tristi dell'esistenza a provocare la disperazione, perché i problemi fanno parte della vita, è piuttosto il modo con cui rispondiamo a questi avvenimenti a provocarla. Quando emerge la coscienza, ci rendiamo conto che i nostri problemi non sono davvero importanti perché ci permettono *sempre* di diventare più maturi, soprattutto quando abbandoniamo il controllo. Credere in una forza più grande dentro di noi cambia il nostro atteggiamento verso gli eventi, che possono allora assumere un'importanza minore. La coscienza è l'antidoto contro la paura, la disperazione e l'effetto nocebo.

Molte persone conoscono l'impatto nefasto dei pensieri negativi e cercano di sbarazzarsene concentrandosi solo sulle cose positive. Dicono allora belle frasi come "Non sarò mai malato", senza crederci veramente; parlano molto, fanno poco. Non sono le *parole* che si manifestano. Il nostro corpo crede e crea le *immagini* che proiettiamo nella nostra mente, consapevolmente o meno. Questo spiega il significativo effetto placebo/nocebo.

L'immaginazione è più importante della ragione.

– Albert Einstein

La visualizzazione è una tecnica utilizzata dal dottor Carl Simonton nel trattamento del cancro e non utilizza tanto le parole o la ragione, quanto la mente e l'immaginazione. Le ricerche hanno dimostrato che la visualizzazione migliora notevolmente il benessere e il sistema immunitario[24-26].

Facciamo una prova. Immaginiamo di scinderci in due individui geneticamente identici. Il primo continua la sua vita come ha sempre fatto senza cambiare direzione e le abitudini. Il secondo, invece, grazie alla sua coscienza, esercita un eccellente controllo sui propri pensieri, sulla propria attenzione, sui propri atteggiamenti, bisogni e sentimenti, controllando così tutto il proprio sistema, a cominciare dai geni. Quale vorremmo essere tra vent'anni?

E allora crediamo, diamo fiducia alla vita, troviamo il coraggio di cedere il potere a ciò che ci circonda. Crediamo in Gesù, Maometto, Buddha, Krishna, Rama, Yahveh, Mosè, il destino, la natura, le stelle, l'energia, la matrice, la scienza, noi stessi, non importa. Ma... *crediamo*! E la nostra fede ci porti la pace.

> La fede per me è la profonda convinzione dell'essere nella sua partecipazione alla vita. Questa è la fede: credere con tutte le forze nella propria capacità di guarire, credere con tutte le forze nel proprio potenziale di guarigione. Penso che questa sia una condizione importante perché la guarigione avvenga.
>
> *Joanne Robitaille Manouvrier*

> Avrei dovuto morire due anni e mezzo fa. Le persone che incontro mi dicono che non hanno mai conosciuto nessuno con una forza di volontà come la mia. Si chiama Dio o si chiama Maometto, chiamatelo come volete. Questa forza, che è più alta e più potente di noi, io la sento. Ho rincorso l'amore per tutta la vita solo per rendermi conto che l'amore non era questo. Che cos'è l'amore? L'Amore è Dio, la forza. Vengono tutti dallo stesso luogo. È l'amore che diamo e l'amore che riceviamo. L'amore è energia, sono vibrazioni. Con l'amore la guarigione può avvenire più velocemente. Dobbiamo darlo gratuitamente. Sì, c'è qualcosa che ci può aiutare e io non so come lo si possa chiamare, perché la parola Dio spaventa la gente. Questa è la fede pura. Se la gente potesse capire che la fede viene prima di tutto... Se le persone potessero comprendere che questo è ciò che ci riporta al giusto punto di partenza, be', avrebbero la risposta che cercano. Bisogna credere nell'amore universale che è un amore incondizionato.
>
> *Chiara Chartrand*, sessantatré anni,
> paziente dell'ospedale Maisonneuve-Rosemont di Montréal

Il momento presente

Ho deciso di essere felice perché fa bene alla salute.

– Voltaire

La gioia di vivere non è un prodotto di proprietà dei nostri geni o un lusso che possiamo concederci di tanto in tanto, è un lavoro quotidiano. Il paradiso è su questa terra e lo si può vivere in qualsiasi momento. La memoria del passato può essere molto ingombrante e distruggere continuamente questo istante da vivere che non ritornerà più. Non serve a nulla cercare la felicità nel futuro. La vita, tutta la vita, si svolge nel momento presente. Alcune persone pensano che acquisendo beni e ottenendo molte vittorie potranno essere felici in un prossimo futuro. Quanto più queste persone rincorreranno il tempo, tanto più si renderanno conto che questo obiettivo è irraggiungibile. Laurearsi, sposarsi, comprare una macchina, una casa, investire in piani di pensionamento, acquistare bei vestiti, una macchina più grossa, un televisore più moderno... Queste corse contro il tempo spesso finiscono in una crisi d'identità. Tale crisi è un invito a scoprire la nostra vera natura e i nostri bisogni reali. Non possiamo ricercare la felicità nel futuro, perché la felicità esiste solo nel presente. La spontaneità, la creatività, l'amore sono tutti nell'attimo presente. La relazione amorosa cui aspiriamo è qui e ora, non serve cercarla altrove. Solo nel presente avvertiamo il vero amore che annienta ogni pensiero negativo. È dunque un momento di pace e di unione con il mondo intorno, con il nostro ambiente. È lo stato di equilibrio in cui ci sentiamo sereni, come volassimo, quando siamo in comunione con l'universo. Possiamo amare solo quando siamo radicati nel presente e non possiamo viverlo senza amore e senza consacrarci a ciò che stiamo facendo in questo momento.

L'ego non può amare. Lui non lo sa fare, perché ha paura e crede di non meritare di essere amato; vive nel passato e nel futuro, ama con passione e possessività. Viceversa, il vero amore emana da noi e non si aspetta nulla in cambio. Non è possessivo. All'amore incondizionato basta amare.

Io sono un *essere* umano, non un *fare* umano o un *pensiero* umano. Forse per essere calati nel momento presente, dobbiamo ignorare l'ego. Per farlo dobbiamo smettere di pensare, analizzare, giudicare, confrontare o aspettare dei risultati. Dobbiamo solo *essere*, senza pensare; se ci chiediamo se siamo felici, cessiamo di essere. Per concentrarci sul momento presente, senza correre dietro al tempo, dobbiamo smettere di avere paura e smettiamo di avere paura quando affrontiamo le nostre emozioni e le decodifichiamo. Ci vuole coraggio per abbandonarsi a ciò che nasce dal profondo di noi. Ciò che emerge è la vera magia della vita. Molte persone cercano il merito, ma lo fanno nel modo sbagliato. Il merito non esiste nel futuro. L'unico merito che esiste è essere concentrati su ciò che amiamo. E tale merito esiste solo nel momento presente.

Nessuno ha vissuto nel passato, nessuno vivrà nel futuro; il presente è il modo di vivere.

– Arthur Schopenhauer

Se dovessimo morire per poi ritornare sulla Terra, con quale forma sceglieremmo di vivere?

Un uccello? Per volare liberamente, senza fine, senza preoccuparci di nulla, senza alcuna seccatura se non quella di creare altri uccelli come noi? Una bellissima tela? Le persone ci contemplerebbero per ore, ci ammirerebbero, si prenderebbero cura di noi. Ma potremmo vivere una vita così analizzati, esposti e spolverati? Un pesce? Per avere una memoria limitata, cosa che ci consentirebbe di dimenticare la buona o la cattiva sorte, senza mai lamentarci o esaltarci. Vivere come un pesce è vivere fino al minuto successivo e goderci la vita come un lasso di tempo molto breve.

Be', immaginiamo un essere dotato di una memoria selettiva, che ricordi solo i momenti positivi e scacci quelli brutti grazie a una valvola di sicurezza. Questo essere metà pesce, metà uomo, chiamiamolo sirena, per semplicità. Ritornare su questo pianeta nella pelle di una sirena sarebbe l'ideale? Vivremmo unicamente dei momenti fantastici. Vivere come una sirena è vivere fino alla morte, senza mai lamentarsi del proprio destino. Continuare a nuotare senza abbatterci e senza badare alle complicazioni. Non guardare mai indietro. Ma potremmo davvero vivere così? Potremmo davvero evolverci in questa vita senza ricordare i momenti brutti? Ristagneremmo, sguazzeremmo sempre nello stesso posto. Come potremmo andare avanti senza imparare dai nostri errori? Se la vita è una bilancia che pareggia gli utili e le perdite vuol dire che è normale perdere delle cose, degli esseri. La bilancia torna in equilibrio, compensando la perdita con una lezione, quindi con un guadagno.

Il dono più grande che possiamo augurarci di ricevere è quello di tornare sulla Terra come un re onnipotente, cioè qualcuno che apprezza i bei momenti ma che ama anche crescere ed evolvere grazie ai momenti difficili. Un re che controlla la propria mente e che è pienamente consapevole dei propri bisogni. Qualcuno che impara dai suoi errori e celebra le sue vittorie.

Se fossimo in grado di cambiare ogni dispiacere in una lezione, ogni dolore in un nuovo cammino da intraprendere, potremmo sentirci maggiormente a nostro agio nella nostra pelle e dare alla vita il giusto valore. Solo allora potremo liberarci dell'ego e raggiungere la vera forza, diventare il re onnipotente.

Un buon modo per concentrarci sul momento presente è quello di fermarci e magari scattare una foto, annusare il profumo delle rose, guardare le stelle. Ne trarrebbero un grande vantaggio soprattutto coloro che pensano di non avere il tempo di farlo. L'ego non vuole fermarsi, ma soste ripetute per godersi la vita allentano la sua presa e lo obbligano, a poco a poco, a cessare di esistere. Concentrarsi sul momento presente migliora il funzionamento del nostro corpo, il sistema immunitario[27] e permette a ogni cellula di vivere all'unisono con il ritmo stesso dell'universo.

> Penso che le frasi "riuscirò a sconfiggere il cancro" o "mi batterò contro il cancro" inducano in errore, perché quando si lotta contro qualcosa, in realtà si dà forza al nemico. Per me il cancro non è mai stata una battaglia perché ho sempre creduto che si trattasse di un messaggio da comprendere, che l'anima stesse comunicando al cervello l'urgenza di trasformare la sua vita, di abbandonare i vecchi schemi, di liberarsi dalle emozioni del passato e di partecipare attivamente alla vita presente, perché l'unica cosa reale è il momento che viviamo. Ciò che vivremo domani non lo sappiamo assoluta-

mente. Ciò che è stato vissuto ieri fa parte del passato. Quello che viviamo nel presente è reale, attuale, autentico. Questo significa che abbiamo un potere in noi ed è gratuito, senza effetti collaterali, e non pesa sul sistema sanitario.

Joanne Robitaille Manouvrier

Ho scoperto che l'amore è il fine principale della guarigione. Tu non vinci il cancro. Tu non ti batti con questa malattia e non lotti contro di essa. Porti solo gli elementi o le energie necessarie perché questa malattia comprenda che non ha ragione di essere.

Chiara Chartrand, sessantatré anni,
paziente dell'ospedale Maisonneuve-Rosemont di Montréal

La natura

Nel tentativo di diventare sempre più "civilizzati", ci siamo disfatti di una parte molto importante di noi: il nostro ambiente. L'essere vivente si è evoluto insieme alla natura per miliardi di anni. Dal secolo scorso, il numero degli esseri umani si è moltiplicato, i grattacieli pure... Non ci siamo liberati troppo presto del campo elettromagnetico a cui il nostro DNA era abituato? Certamente sì! Abbiamo pensato che il DNA fosse, come noi, un'entità separata dall'universo. Noi siamo il nostro ambiente, perché siamo fatti dall'energia elettromagnetica che ci lega al mondo. Gli esseri umani si sono evoluti con la frequenza elettromagnetica *naturale* della Terra e ne dipendono per funzionare con armonia[28]. Nel 1962 si è scoperto che la curva di oscillazione della frequenza magnetica terrestre è simile alla lettura dell'elettroencefalogramma umano. La nostra attività cerebrale riflette costantemente la frequenza terrestre[29], forse perché i nostri cervelli si sono sviluppati e si sono sempre evoluti con essa. L'influenza delle frequenze dell'ambiente sul nostro comportamento risulta anche dagli apparecchi di stimolazione magnetica transcranica, utilizzati nel trattamento della depressione; questi inviano degli impulsi magnetici attraverso il cranio, creando una rapida variazione del flusso magnetico e inducendo un campo elettrico che modifica l'attività dei neuroni. Gli esperimenti effettuati con questi apparecchi hanno dimostrato che le frequenze circostanti inducono dei cambiamenti non solo mentali, ma anche fisici[30-31]. In un certo senso, tutti i campi elettromagnetici che ci circondano influenzano il comportamento delle nostre cellule, dei neuroni e del corpo in generale. Alcune frequenze vicine ai raggi infrarossi, emessi a basso flusso, contribuiscono alla riparazione cellulare, mentre altre frequenze, ad alta esposizione, generano il cancro[32-34]. Alcune frequenze causano ansia e depressione[28-29]. L'enorme campo elettromagnetico che circonda le città è del resto piuttosto impressionante. Questo campo invisibile è composto da molteplici segnali, tra cui i più conosciuti sono quelli AM, FM, TV, Wi-Fi, cellulari, Bluetooth e microonde. Si tratta di una nuova forma di inquinamento che sta crescendo molto velocemente; purtroppo abbiamo pochi dati sulle ripercussioni giornaliere. Nel settembre del 2007, in base alle analisi eseguite da quindici laboratori, l'Agenzia Europea per l'Ambiente ha messo in guardia in merito all'uso della tecnologia wireless, soprattutto dei segnali Wi-Fi e cellulari[35]. Dovrebbero essere prese misure cautelative, anche se alcune relazioni di causa/effetto non sono ancora state stabilite con certezza.

Ogni campo magnetico artificiale contribuisce a formare una grande sfera attorno alla Terra, che alcuni chiamano "tecnosfera". Tale sfera modifica il campo magnetico del nostro pianeta. Poiché siamo profondamente dipendenti dal campo magnetico terrestre, subiamo l'influenza di questa tecnosfera. L'inquinamento tecnosferico sarà in futuro oggetto di diversi dibattiti e regolamentazioni.

Siamo una dualità. Alcuni di noi cercano di rimanere distaccati dall'ambiente e sono convinti che l'uomo sia indipendente e separato da tutto ciò che lo circonda. Così, l'ego ci spinge verso l'estinzione: la sua coscienza poco evoluta non tiene conto dei bisogni degli altri esseri viventi né dell'ambiente, il suo unico desiderio è il controllo e il potere. Chissà, forse fra qualche migliaio di anni una nuova specie potrà ammirare lo scheletro umano, come noi oggi ammiriamo gli scheletri dei dinosauri! "Vestigia dell'essere umano, estinto per incoscienza."

Ma abbiamo ancora una speranza, perché l'altra parte della nostra dualità funziona in modo diverso e cerca di ricollegarci con l'ambiente, essendo consapevole del nostro ruolo al suo interno.

Amo le piante, gli animali e le rocce; amo tutto ciò che la vita ha creato poiché ci vedo sempre il tocco della forza intelligente della creazione. Questi esseri viventi conoscono solo il momento presente e ci trasmettono in continuazione onde positive. Noi siamo influenzati dall'ambiente e abbiamo antenne su tutto il corpo che catturano ciò che ci circonda. È bene, a volte, allontanarci dall'inquinamento della città, dall'aria malsana, dai rumori e anche dall'inquinamento tecnosferico! Le aree naturali sono sempre più rare e spesso sono sostituite da cemento, asfalto e prodotti derivati dal petrolio. Eppure, diversi studi indicano che parchi e foreste sono importanti per l'uomo. Alcune ricerche hanno dimostrato che questi spazi verdi rafforzano il sistema immunitario, in particolare gli "agenti segreti" responsabili di riconoscere e combattere le cellule tumorali[36-38]. È essenziale per noi poter passeggiare, respirare aria fresca, ascoltare la vita, ammirare i suoi colori e le sue forme e, soprattutto, sentire la pace della natura, che ricolloca le cose al loro posto e ci ricorda la nostra connessione con l'ambiente circostante. Cerchiamo di sottometterci alle vibrazioni positive di Madre Natura, da cui dipendiamo e di cui facciamo parte. Senza di lei scompariremmo. Prendiamoci cura di noi, prendendoci cura di lei.

Meditare

Meditare non significa ascoltare musica *buddha-bar* in un ambiente arredato secondo le regole del feng shui e dirsi zen. Meditare non significa neanche riflettere. La meditazione e l'ipnosi hanno molto in comune. Entrambe sono stati di trance che richiedono attenzione e rilassamento, salvo che meditando non c'è autosuggestione. Meditare è permettere l'elevazione del processo di coscienza e il suo scopo è quello di farci comunicare con la nostra essenza o con il nostro universo. Poiché la connessione con l'universo esiste solo nel momento presente, ci possiamo "mettere in risonanza" con esso zittendo i pensieri e trascendendo l'ego, smettendo di giudicare, di essere succubi dei nostri desideri, paure e aspettative. È un esercizio che consente di consacrarci al momento presente.

Esistono diversi metodi di meditazione, basta sviluppare la propria tecnica. La postura più diffusa per meditare è quella in cui si sta seduti comodamente con la schiena dritta e le gambe incrociate. L'esercizio mentale più comune è quello di guidare l'attenzione per osservare i pensieri, senza concentrarsi su nessuno di loro. Non smettiamo di pensare, ma ci distacchiamo dai pensieri, osservandoli. Possiamo emettere dei suoni (come "Ommmm") per far risuonare il corpo e attivare lo stato di trance. Ricordiamoci che la coscienza è come un muscolo: se l'alleniamo regolarmente, gli effetti si manifestano in fretta. La coscienza non è necessariamente *nel* cervello, come pensiamo. Il nostro cervello razionale è come un apparecchio elettrico e può surriscaldarsi se non lo facciamo riposare. La meditazione attiva la coscienza e permette di scollegare il cavo di alimentazione per alcuni secondi e lasciare il cervello a riposo cosicché riprenda la sua attività in modo sempre più efficiente. La meditazione crea immediatamente un senso di quiete e la sua pratica quotidiana è una fonte che ci arricchisce, permettendo di aumentare la nostra efficienza.

Oggi la meditazione è utilizzata in diversi centri oncologici perché migliora i parametri fisici e psicologici dei pazienti[39-46]. Ha benefici effetti antidepressivi, poiché regolarizza i tassi di serotonina e di dopamina[46-47]. Crea delle onde cerebrali particolari che portano a uno stato di serenità[28]. La diminuzione dei pensieri negativi riduce l'ansia e altri sintomi della depressione[40-41].

La meditazione non migliora solo lo stato di benessere, ma anche il sistema immunitario[40-42,46-47], permettendo così di rafforzare le difese naturali contro il cancro e di ridurre lo stato infiammatorio cronico che, a lungo andare, contribuisce a generarlo[40-41]. La sua azione inizia dai geni; possiamo quindi specificare la loro espressione tramite la tecnica mentale ed esercitare un controllo volontario sul nostro DNA[48]. Alcuni pazienti, come Ian Gawler, sono riusciti a guarire da malattie aggressive, aggiungendo al loro programma terapeutico la meditazione e la riconnessione con la calma interiore[49-50].

Immaginiamo di camminare in un bosco e di sederci davanti a un ruscello. Guardiamo le foglie trasportate dall'acqua scomparire all'orizzonte. Ora immaginiamo che queste foglie siano i nostri pensieri. Lo scopo dell'esercizio è quello di osservare le foglie senza prestare loro attenzione. Da adesso in poi è importante concentrarsi, prendere le distanze e controllare il processo mentale, separando la coscienza dalla ragione. Quando una foglia appare nel campo mentale, la identifichiamo come pensiero, senza soffermarci sui contenuti, e continuiamo l'esercizio. Quando un'altra foglia scivola sull'acqua, la cataloghiamo come "idea", lasciandola scorrere nel ruscello. Non indugiamo su nessuna di loro e soprattutto non ascoltiamo il pensiero secondo il quale avremmo di meglio da fare che meditare. Ignoriamo anche l'urgenza di avere dei risultati immediati. Concentriamoci solo per goderci l'esperienza del momento. Lasciamo scorrere queste voci dell'ego, che spariranno con la corrente. Osserviamo e respiriamo pienamente. Bastano pochi minuti per riequilibrare i nostri neurotrasmettitori.

Uscire dall'ordinario

Un pesce che cosa può conoscere veramente se non l'acqua in cui è stato immerso per tutta la vita?

– Albert Einstein

Secondo lo psicologo Abraham Maslow, gli uomini hanno diversi bisogni da soddisfare, che possono essere illustrati con l'aiuto di una piramide[51](fig. 9.1): salgono i gradini della piramide, uno alla volta, dopo aver soddisfatto i bisogni di base. Una delle prime necessità è la sicurezza.

Tutti abbiamo bisogno di un luogo per ripararci dal freddo, dai fulmini, dagli orsi e dagli aggressori. Per questo, i primi uomini vivevano nelle grotte. Noi ora abbiamo delle case e la loro qualità dipende dai nostri mezzi. La maggior parte della popolazione vive in strutture che i "ricchi" chiamano baraccopoli; questi invece abitano in ambienti confortevoli, ben isolati e oziano davanti a schermi giganti che offrono loro la possibilità di vedere moltissimi canali televisivi. Non hanno più bisogno di uscire di casa! Ma ciò che i ricchi non capiscono è che quella casa dà loro solo l'*illusione* della sicurezza. L'ingordigia è un brutto peccato.

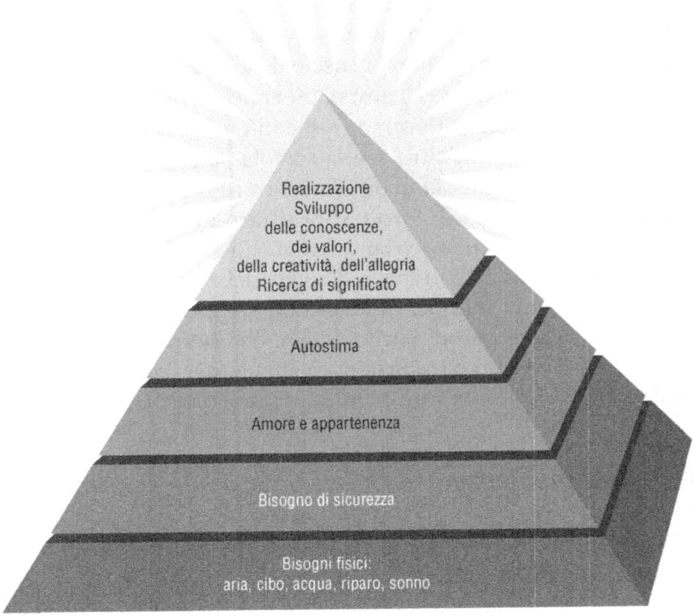

Figura 9.1 *Piramide dei bisogni di Maslow.*

Il film *The Truman Show* racconta la storia di un uomo che vive dalla nascita in un mondo artificiale: un enorme set cinematografico circondato d'acqua. Non gli è mai stato detto che è il protagonista di un reality show. *Tutti* i suoi bisogni vengono soddisfatti, per cui non ha mai necessità di uscire da questo mondo artificiale. Oltre ad "affogare" ogni eventuale desiderio di lasciare il set, i produttori gli hanno fatto credere che suo padre fosse morto in questo "oceano" che circonda il mondo, instillandogli la paura dell'acqua. Quest'uomo vive, così, in modo del tutto innocente, in un film, completamente tagliato fuori dal mondo esterno. La *paura* dell'ignoto e la *sicurezza* di questo mondo artificiale lo tengono nell'ignoranza della realtà. Un giorno, però, s'innamora di una donna (un'attrice), che viene poi allontanata dal set. Triste per aver saputo che se n'è andata, Truman cerca di raggiungerla. L'unica ragione che lo spinge ad affrontare tutte le sue paure è la volontà di ritrovare il suo amore. L'amore gli mette le ali per superare la fobia dell'acqua, per attraversare l'oceano agitato e... finalmente capisce che vive in un set cinematografico che non ha valori. L'amore gli ha permesso di scoprirsi e di riscoprire la sua vera realtà.

Come lui, noi tendiamo a vivere in una realtà che ci costruiamo e il nostro set è la nostra casa, il lavoro, l'auto, le persone della famiglia e con il tempo ne diventiamo completamente prigionieri, perché perdiamo la prospettiva del mondo reale. Ci costruiamo la nostra gabbia. Rifugiarsi costantemente in questi elementi conosciuti alla lunga produce effetti contrari, cioè un'ansia cronica, che è la paura dell'ignoto. Molte persone tendono a reagire ai problemi della vita rifugiandosi nelle proprie comodità, in "ciò che conoscono". La situazione peggiora con il tempo e gli anziani possono perdere la ragione quando devono lasciare le proprie comodità.

Noi chiamiamo questa condizione "delirio" e la incontriamo spesso nei casi di ospedalizzazione. Questa "temporanea follia" si attenua quando si colloca qualcosa di familiare, come delle foto, accanto al letto dei pazienti. Tale fenomeno è anche osservabile tra i nuovi immigrati. Spesso lo shock culturale è così importante che queste persone tendono a frequentare solo connazionali con le loro stesse tradizioni, ritrovando così nel paese che li ha accolti ciò che hanno lasciato. Alcuni lo fanno temporaneamente, il tempo di adattarsi, ma per altri diventa uno stile di vita per proteggere il mondo che si sono costruiti.

Per amore di noi stessi, di tanto in tanto usciamo dal nostro mondo conosciuto. Facciamo come Truman, superiamo con coraggio le paure dell'ignoto. L'oceano agitato è un'illusione. Questa paura si trasforma rapidamente nel suo contrario: la riscoperta di noi stessi. Solo uscendo dal nostro mondo possiamo vedere davvero la realtà e valutare come potrebbe rispondere meglio alle nostre esigenze. Uscire momentaneamente dalla comodità ci permette di adattarci alla vita che evolve e capire che non c'è motivo di avere paura dell'ignoto.

Ci sono diversi modi per uscire dall'ordinario, che variano naturalmente a seconda delle abitudini di ciascuno. Se siamo sempre circondati dalle stesse persone, trascorriamo del tempo da soli o cerchiamo di incontrare gente nuova. Se non guardiamo mai in alto, alziamo lo sguardo e ammiriamo le nuvole, il cielo, le stelle, gli alberi o i grattacieli. Se viaggiamo sempre in auto, riscopriamo la gioia della bicicletta e dei mezzi pubblici. Se giochiamo sempre a poker, proviamo a giocare a bridge. Ogni nuova esperienza è un'opportunità per imparare, per vedere la vita da una prospettiva nuova e per sviluppare nuovi punti di vista. Il principio è cambiare, uscendo dal conosciuto e dal "confortevole". Questo sistema consente di mantenere lo spirito giovane. Perché non spostarsi? A me piace viaggiare, perché mi consente di rimettere le cose nella giusta prospettiva e di considerare la mia vita da un altro punto di vista. Del resto i viaggi non costano così tanto quando non si cerca la comodità. Il più grande insegnamento che ho tratto dai miei viaggi è che, al di là di tutte le differenze che imponiamo a noi stessi, siamo quasi indistinguibili dagli altri. Le differenze che ci imponiamo derivano dall'ignoranza delle nostre somiglianze, dovuta alle barriere che costruiamo. Ci sono molte più cose che ci uniscono di quelle che ci dividono. La normalità è relativa! Un paese come il Nepal ha settantadue gruppi culturali e comunità etniche. Ogni gruppo ha i suoi codici di abbigliamento, i suoi riti e divinità. Eppure i nepalesi vivono in simbiosi, nonostante le differenze.

Il senso di sicurezza è importante, ma è un bisogno di base e le situazioni di "pericolo" sono rare. Spesso sono il prodotto della nostra immaginazione. L'abitudine di rifugiarsi nel conosciuto innesca un circolo vizioso che alimenta la paura. Io paragono questa disfunzione della sedentarietà al bisogno di mangiare. Siamo "obesi" di sicurezza. Le persone che preferiscono la comodità sono condannate a una vita priva di eventuali sviluppi. Ciò che li attende sono l'ansia, la paura dell'ignoto e dell'ambiente, un senso di isolamento e separazione dall'universo. È bello avere un luogo confortevole dove riposare, ma l'attaccamento a questa esigenza è spesso eccessivo, perché ci sono altri passi da fare per salire sulla piramide. Si sale la piramide facendo delle esperienze e imparando da loro. La coscienza si eleva se saliamo i gradini. L'obiettivo è quello di raggiungere la cima, dove ritroveremo la nostra vera essenza.

Ridefinire il bene e il male

Siete buoni quando vi dedicate a donare voi stessi; non siete tuttavia cattivi quando traete vantaggi per voi stessi. Infatti, quando si lotta per realizzare un guadagno, si è simili alla radice che si ancora alla terra e si nutre al suo seno... Quindi ci sono mille e un cammino per essere buoni e non si è cattivi se non si prende quello buono.

– Khalil Gibran

Non c'è bene o male. Non c'è inferno o paradiso. Le leggi esistono solo per le persone inconsapevoli. L'inferno è non essere in pace con se stessi. Il paradiso è già sulla terra nel momento presente. La vita insegna attraverso continui tentativi ed errori. Questo è il principio di evoluzione. Ogni volta che un tentativo ha effetti costruttivi, cioè fa progredire, noi diciamo è "buono", ogni volta che si rivela sbagliato, cioè fa retrocedere, diciamo che è "cattivo" [52]. Poiché questo è il normale processo con cui la vita evolve, non c'è motivo di sentirsi in colpa quando commettiamo un errore. Se la nostra intenzione era buona, non c'è ragione di trascinare il peso della colpa per anni, perché mina la nostra salute. Basta imparare dai propri errori e apportare le modifiche necessarie, se possibile.

Gli errori sono lì per dirci che dobbiamo prendere la direzione opposta, cioè ci dicono la verità. Ci sono tre tipi di persone che non commettono mai errori: quelli che non sono nati, quelli che non fanno nulla e quelli che sono morti.

Ognuno agisce sempre in base alle proprie conoscenze e fa sempre del proprio meglio. L'intenzione quindi è sempre buona. Le esperienze che viviamo ci danno delle lezioni. L'ambiente ci modella a suo modo, ma non si è *cattivi* per scelta consapevole. I criminali non sono coscienti del concetto di "bene"; i santi ne sono ben consapevoli, ma questo non li rende più *consapevoli* del processo che li eleva oltre questa nozione. I criminali e i santi sono come dei riflessi estremi della società[23]. Commettere un errore non è sinonimo di commettere un "peccato". Peccare è infrangere le leggi di un'istituzione religiosa, mentre commettere un errore è infrangere le leggi della nostra guida interiore, la voce della nostra coscienza. Poiché ognuno di noi ha commesso degli errori, abbiamo due possibilità: additarci tutti a vicenda o cambiare la nostra concezione di bene e male.

Il vento crea movimento e il movimento crea la vita. Tutto ciò che cambia è vivo, tutto ciò che è statico è sinonimo di morte. Per trasformarci dobbiamo imparare e per imparare dobbiamo correre il rischio di commettere errori. Il cambiamento si verifica grazie alle lezioni che abbiamo imparato. Siamo già perfetti quando diamo il meglio di noi stessi. Quando ci dimentichiamo gli errori del passato e non perdoniamo noi stessi e gli altri ci carichiamo di fardelli inutili che erodono la nostra energia vitale. Ciò che emerge *è* il "paradiso": la sensazione di leggerezza, l'innocenza di un bambino, la flessuosità di un fiore.

La verità del domani si nutre dell'errore di ieri.

– Antoine de Saint-Exupéry

Una persona che non ha mai commesso errori non ha mai tentato d'innovare.

– Albert Einstein

Ognuno agisce sempre con le migliori intenzioni. Non dobbiamo alimentare emozioni negative come il risentimento e il senso di colpa, che creano una paura costante che non ha ragione di essere. Quando ridefiniamo il concetto di bene e di male, ci rendiamo conto che queste emozioni negative vengono dalle nostre convinzioni che, a volte, possono diventare molto restrittive, come dei gavitelli di sicurezza che ci tengono legati e ci impediscono di evolvere. Questi gavitelli ci imprigionano in un luogo angusto, tenendoci lontano dal mondo che ci circonda: ci imprigionano lontano dalla nostra sorgente. Il nostro vero "sé" resta fuori. La nozione di bene e di male viene dall'ego: è un modo con cui classifica gli eventi della vita. La coscienza ci permette di liberarci dai concetti restrittivi e ci aiuta a capire che oltre a questi ce n'è un altro fondamentale: dobbiamo sempre imparare ad amare. Riusciamo allora a capire che le persone che commettono errori lo fanno perché cercano l'amore, anche se a modo loro.

> Non esistono "erbacce" in natura o "animali cattivi". Siamo noi che lo abbiamo deciso. Si è creduto a lungo che la febbre fosse una "malattia", oggi sappiamo invece che è un processo di guarigione. Ci sono molte cose che vediamo come difetti, debolezze, carenze, attacchi, invasioni. Se dici a qualcuno che soffre di una malattia grave, che in realtà si tratta di un processo di riparazione, ti risponderà: "È impossibile! Alcuni ne muoiono". In pratica è come se ti dicesse: "Ci sono persone che riversano acqua in casa mia. Mi faranno annegare, dobbiamo fermarle e ucciderle!". A questo punto tu dovresti dirgli: "No, sciocco, sono i pompieri e sono qui per aiutarti! Invece di pensare a ucciderli, prendi atto che il fuoco ha invaso la tua casa! Cerca di capire da dove viene, perché è divampato, elimina ciò che lo alimenta e l'ossigeno, così i vigili del fuoco se ne andranno da soli appena il fuoco si spegnerà".
> E trovo triste quando qualcuno dice: "Lotterò contro il cancro", perché ora lo percepisco in modo diverso. Penso che le persone che parlano così della propria malattia stiano lottando contro una funzione, un meccanismo di sopravvivenza. Io rispondo loro: "È un peccato, perderai la battaglia; stai combattendo contro te stesso, contro la tua evoluzione".
>
> *Michel Lemeilleur*

Affrontare la morte

La coscienza ci porta anche a riconoscere l'esistenza di un mondo impercettibile, al di fuori delle regole fisiche che abbiamo sempre conosciuto. Sulla Terra tutto è in continua trasformazione. Le strutture che pensiamo eterne non lo sono davvero; alla fine tutto scompare, anche la nostra struttura fisica. La vita si rinnova costantemente, seguendo la strada dell'evoluzione e della complessità. La morte fisica è un processo normale che dipende dalla vita, ma molti vivono tutta la vita senza mai affrontare l'idea della morte... strano. *Tutti* sanno che il corpo non è invincibile, ma parecchi lo capiscono troppo tardi, appena la morte bussa alla loro porta. Quando succede, la trattano come un venditore "porta a porta".

> La morte: Buongiorno.
> L'individuo: Ehm... no, non mi interessa!
> La morte (mostrando il contratto firmato): Troppo tardi. Non c'è scelta. Andiamo, ho del lavoro da fare.
> L'individuo: Perché *io*?
> La morte: E perché no?

Se la morte dovesse sorprenderci, che cosa ci aspettiamo? Pensavamo di essere invincibili? Ci sono diversi modi di affrontare la morte. Quando la si analizza davvero, potrebbe apparire come una benedizione! Per fortuna moriamo, altrimenti, poiché siamo miliardi, se fossimo invincibili sarebbe un disastro!

Il pianeta non sarebbe in grado di sopportare così tante persone. Abbiamo sempre meno spazi verdi, non sappiamo dove e come produrre alimenti di qualità, dove mettere i rifiuti e abbiamo sempre meno aria pulita da respirare. Per quanto ne so, non c'è ancora un immobiliarista che offra case su Giove con piscina e caminetto. Forse in futuro dovremo proibire di fare figli e tutti dovranno essere sterilizzati. In che mondo vivremmo? Sarebbe auspicabile vivere su un pianeta così sterile?

La morte fisica non è un fallimento.

Ecco *un'altra* interpretazione della morte secondo le scoperte delle nuove scienze non materialiste[53-56]. Siamo tutti uniti in un campo elettromagnetico universale intelligente. Noi, in quanto coscienza, siamo l'unica vera fonte d'informazione che circola nel nostro corpo. La nostra presenza nel corpo e la maniera in cui scegliamo di vivere la vita, ciò che mangiamo, beviamo, sentiamo, pensiamo, determina il modo in cui i nostri geni sono in grado di controllare e sostenere la nostra esistenza fisica. Se noi (la nostra presenza cosciente) non siamo più presenti nel corpo, l'informazione, dunque la vita, verrà rimossa da ogni cellula. Definiamo questo stato "morte fisica". Con la morte non saremo più presenti e gli occhi saranno "vuoti". Il corpo si dissolverà e gli atomi che costituiscono le cellule si scomporranno solo per rimettersi insieme in una nuova forma di terreno, piante, acqua, aria, animali o altri esseri umani.

Nulla si perde, nulla si crea, tutto si trasforma.

– Antoine Lavoisier

La nostra coscienza, non essendo fisica, non può morire. Ritorna all'intelligenza universale, invisibile, alla quale è sempre stata collegata. La morte è il modo con cui evolve la nostra coscienza. Noi l'aiutiamo ad arricchirsi con le nostre esperienze di vita e il nostro apprendimento. Si manifesterà sempre sotto una forma più evoluta in ragione delle lezioni che abbiamo imparato nel corso della nostra vita.

I ruoli che giochiamo, le nostre credenze, certe emozioni che custodiamo, alcune scelte che compiamo fanno sì che non guardiamo in faccia le nostre paure, compresa quella di guardare la morte negli occhi e di comprendere che il luogo da cui la nostra vita zampilla è una fonte inesauribile. La dissipazione del timore della morte scaccia la paura in generale. Il confronto con la morte libera i coraggiosi dalla propria prigione, cioè libera dall'ego. È *lui* che ha paura di morire, perché si identifica con il tempo e con le forme materiali; si *pensa* troppo *importante* per morire. Perché proprio *io*?

Nella mia esperienza con i pazienti oncologici, coloro che parlano della loro morte durante i nostri incontri sono sempre più sereni e stranamente riescono meglio a sconfiggere il cancro.

Non bisogna aver paura di morire perché la morte è parte della vita. Ciò mi ha permesso di non rimanere paralizzata per il timore di morire, ma piuttosto di utilizzare tutta la mia energia disponibile per guarire e scegliere di vivere.

Joanne Robitaille Manouvrier

Le persone che non affrontano la morte faccia a faccia perdono qualcosa di straordinario: la vita. Che esperienza meravigliosa poter vivere ogni giorno come se fosse l'ultimo della nostra esistenza! Facciamo questo esercizio. Svegliandoci la mattina domandiamoci che cosa faremmo se questo giorno che ci è dato da vivere *fosse l'ultimo*. Vi garantisco che molti dei nostri problemi sparirebbero! Guardiamo la morte e accettiamola come una fine; questo ci permetterà di dare alla vita il suo giusto valore e, soprattutto, di dissipare la paura che genera le emozioni negative.

Avere degli obiettivi personali

Carl Jung aveva osservato che circa un terzo dei suoi pazienti non era affetto da una nevrosi clinicamente definibile, ma soffriva per una vita priva di senso[57]. Infatti, molti cercano appagamento nella propria missione professionale o familiare e quando queste falliscono, si trovano di fronte a una domanda cruciale: "Qual è il mio compito nella vita?". Tutti abbiamo degli obiettivi al lavoro e a scuola, ma *non* sono i *nostri* obiettivi, perché ci sono dati dall'esterno. Non sempre li scegliamo e valorizzano le nostre forze e passioni. La società può anche proporci dei fini consumistici, come comprare una nuova macchina, una casa, ma questi non sono i nostri scopi. A volte la nostra visione del mondo cambia a un punto tale che ci sentiamo come intrappolati in una vita che non ci appartiene più e ci chiediamo quale sia il suo significato.

Se l'universo è una grande festa, noi non siamo gli ospiti d'onore; siamo i servitori, perché siamo qui per lavorare e guadagnarci il posto al suo interno. Il mondo non è stato progettato per la nostra comodità, perché non ne siamo il centro. È l'ego che si crede al centro di tutto e non *parte* di un tutto. Numerose altre specie si sono estinte molto prima di noi. La nostra percezione dell'universo diventa caotica quando ci aspettiamo che i nostri bisogni vengano soddisfatti, come se ci dovesse qualcosa. La domanda: "Che cosa fa il mondo per me?" può essere sostituita con: "Che posso fare io per il mondo?".

La nostra missione principale è amare. Questo è il senso della vita ed è caotica solo per coloro che remano contro corrente. Il modo migliore per remare nella direzione della vita è darsi un fine ultimo che valorizzi tutto ciò che amiamo. Così daremo significato a tutto ciò che siamo e ci sbarazzeremo dei pensieri più neri e non ci troveremo più in confusione[58].

Perseguire un fine ultimo è un'iniziativa personale che richiede disciplina e una buona conoscenza di sé. Siamo gli unici a poter fissare questo fine, poiché siamo gli unici a conoscere i nostri punti di forza e di debolezza. Gli obiettivi degli altri non sono necessariamente i nostri.

Una delle nostre armi migliori è il potere dell'attenzione, un'energia psichica che permette di realizzare, creare e trasformare. Fissarsi degli obiettivi consente di sfruttare la potenza dell'attenzione. Può diventare uno strumento molto importante che ci permette di migliorare la qualità delle nostre esperienze e di realizzarci in ciò che amiamo.

Gli obiettivi rimettono le cose nella giusta prospettiva e ci permettono di vedere la vita in una nuova luce: l'amore del momento presente. La disperazione si trasforma in speranza; le emozioni negative diventano positive; siamo in pace con ciò che ci circonda.

Quale obiettivo scegliere? Tutte le strade portano a Roma. E Roma è ciò che amiamo e ciò a cui ci piace dare tutta la nostra attenzione. Ciascuno di noi ha delle doti speciali e siamo su questa Terra per esprimerle e per condividerle con gli altri.

Qual è il significato della vita? Il senso che *noi* vogliamo darle. Gli obiettivi migliori sono quelli che ci mettono al servizio degli altri, pur valorizzando le nostre forze. Più l'obiettivo sarà importante, più ci sentiremo motivati e più potremo andare oltre, pur rimanendo sui binari della vita, che sono quelli di amare e imparare.

Questo investimento deve tenere conto delle nostre capacità[23].

L'obiettivo dovrebbe essere difficile ma realizzabile. I fini appassionanti permettono di ottenere un ottimo equilibrio tra gli emisferi destro e sinistro. Permettono di trascendere l'ego, di dimenticarci di noi stessi e di abbandonarci al momento presente, ignorando il tempo che passa. Quando siamo pienamente concentrati su un'attività che amiamo, senza aspettarci alcun risultato, il nostro senso del tempo si altera. Le ore passano e noi crediamo che siano passati pochi minuti e pochi minuti possono sembrare ore. Questo equilibrio tra i due cervelli corrisponde a uno stato di flusso, cioè uno stato di pace e di leggerezza, come lo descrive lo psicologo Mihaly Csikszentmihalyi. I momenti più belli della nostra vita si verificano quando il corpo o il cervello sono sfruttati al meglio, in uno sforzo volontario per realizzare qualcosa di difficile, ma ricco di valore e gratificante. È ciò che riferiscono gli alpinisti, i maratoneti e chi affronta delle sfide. Anche se certe esperienze non sono necessariamente piacevoli quando le viviamo, ci rendiamo conto dopo di quanto le abbiamo apprezzate. Investire nelle proprie capacità fa crescere.

> *Il più grande pericolo non è quello di mirare in alto e non riuscire a raggiungere l'obiettivo, ma è quello di mirare in basso e di raggiungerlo.*
>
> – Michelangelo

A coloro che hanno come obiettivo coltivare la spiritualità, è importante dire che, all'inizio, l'ego farà di tutto per sopravvivere. Potrà ritornare alla carica nei momenti meno opportuni; può anche camuffarsi sotto un nuova forma: l'ego spirituale. Se ci sentiamo spiritualmente o intellettualmente superiori agli altri perché capiamo il concetto di ego, è solo l'ego sotto una nuova forma. Non ci si può mai sentire superiori agli altri; è solo il loro livello di coscienza a essere diverso. Attraverso un lavoro di costante crescita personale, riusciamo sempre a seppellire l'ego. Non possiamo liberarci da un giorno all'altro di un ego che esiste da generazioni; il processo avviene lentamente, con piccole vittorie quotidiane, con atti d'amore, essendo pazienti e vivendo ancorati al momento presente.

Lo yoga

Il mondo orientale e occidentale differiscono su alcuni punti, tra i quali l'importanza accordata al controllo della coscienza. Il mondo asiatico è esperto in questo campo. Lo yoga è un'attività di origine orientale che ristabilisce il legame tra corpo e mente. Per le sue proprietà terapeutiche ha recentemente conquistato il mondo occidentale, soprattutto perché fa perdere peso, riduce l'ansia e migliora la concentrazione. Lo si può praticare in ogni città, quasi a ogni angolo di strada.

Yoga significa "unione" tra il fisico e l'essenza della vita. *Samadhi*, il suo stadio finale, è considerato da chi lo raggiunge la più intensa esperienza positiva[23]. Le posture dello yoga sono naturalmente adottate dagli animali. Si tratta di esercizi di mobilizzazione e flessibilità tramite i quali lo yoga permette il controllo più assoluto del respiro e della mente. In effetti, molte di queste posizioni sono impossibili quando non si zittiscono i pensieri e le analisi. La concentrazione consente successivamente di restare radicati nel momento presente e di essere attenti ai bisogni del corpo. È un ottimo modo per ottenere benessere e pace interiore. Le ricerche sullo yoga hanno dimostrato che migliora il sistema immunitario; per questo in molti centri oncologici vi si fa ricorso sempre più spesso come trattamento[39-40,59-61].

Letture consigliate

M. Csikszentmihalyi, *Flow,* Harper Perennial, 1991, trad. it., *La corrente della vita. La psicologia del benessere interiore*, Frassinelli, Milano, 1992[23].

S. Bensoussan, *Mieux vivre avec le cancer,* Les Éditions de l'Homme, 2009[62].

I. Gawler, *You Can Conquer Cancer: Prevention and Management,* Hill of Content, 2001[50].

Capitolo 10

La salute fisica e altri strumenti

Il corpo fisico è la nostra manifestazione tangibile sulla terra. Le nostre due dimensioni (materiale e immateriale) sono connesse e s'influenzano ogni secondo dell'esistenza. La nostra salute è ottima quando queste due parti lavorano all'unisono. Il mantenimento del corpo fisico è importante quanto quello del corpo metafisico.

Ascoltare il corpo

La prima fase della salute fisica è quella di ascoltare le esigenze del corpo che, durante il giorno, ci manda molti messaggi. A volte decidiamo di ignorarli, a discapito della salute, e perseguiamo, invece, degli obiettivi secondari. Al contrario, occorre essere consapevoli dei bisogni del corpo, ascoltarli, senza che questo però diventi un'ossessione. Alcune persone sono infatti troppo attente, al punto da chiedersi in ogni momento da quali malattie siano affette; sarebbe meglio per loro non pensare al corpo, ma occuparsi della sfera emotiva e spirituale.

Ho visto pazienti arrivare in ospedale con tumori molto avanzati. La malattia si era manifestata da mesi o addirittura da anni e si era evoluta senza che se ne rendessero conto. Le manifestazioni fisiche (*masse*) potevano anche essere enormi, sanguinare, puzzare e causare molto dolore, ma queste persone non hanno *mai* consultato il loro medico per questo problema e hanno scelto di ignorarlo. "Dottore, non ci ho fatto caso" dicono.

Quando si scava ulteriormente, confessano: "Avevo paura di sapere". "Ho paura del cancro e dei medici." "Fate quello che dovete fare, ma non ditemi niente."

La paura spiega tanta negligenza nei confronti del corpo. Eppure il nostro corpo è la nostra navicella e dobbiamo prendercene cura sempre, proprio come facciamo con l'automobile. Alcune persone la tengono in perfetto stato per quindici anni, mentre altre solo per cinque. Come mai a Cuba ci sono delle auto degli anni cinquanta che sono ancora in ottimo stato? La risposta è una sola: grazie alle cure dei loro proprietari.

"Non ci ho fatto caso" significa: "Non ho prestato attenzione a me stesso".

Dobbiamo invece prestare molta attenzione ai nostri bisogni emotivi e anche ascoltare i nostri bisogni fisici. L'attenzione è una forma di amore. Dobbiamo donarci a noi stessi per decodificare i segnali che il corpo ci invia (dolore, sonno, fame, sete, caldo). Se abbiamo mal di schiena, riposiamoci e chiediamoci se è possibile cambiare le nostre abitudini per superare questo problema; se non facciamo nulla, il dolore peggiorerà. Se ci si chiudono gli occhi, andiamo a dormire. Prestiamo attenzione a ciascuna delle nostre percezioni. Pochi secondi ogni ora bastano per assorbire le sensazioni corporee e farne esperienza. È molto utile prendere l'abitudine di chiudere gli occhi per dedicarsi a se stessi. Dopo qualche tempo, si impara a farlo, anche a occhi aperti.

Tutti i bisogni *fisici* non soddisfatti si manifestano anche a livello emotivo perché corpo e psiche sono interdipendenti e inseparabili. Per esempio, quando abbiamo fame o quando sentiamo dolore, possiamo diventare collerici; quando abbiamo la vescica piena, perdiamo la pazienza e non riusciamo più a ragionare.

Anche se l'ego si identifica con la forma fisica del corpo, non è mai in ascolto delle sue necessità fisiche. L'ego ci impedisce di essere attenti alle nostre sensazioni e ai nostri sentimenti, mentre la coscienza ci libera dalla sua presa. Ascoltare il corpo è un ottimo modo per trascendere l'ego e restare ancorati al momento presente.

L'esercizio fisico

Lo sport, lo adoro! L'esercizio fisico ha delle virtù straordinarie e influenza sia la salute fisica sia quella emotiva. Favorisce il rilascio di sostanze attive naturali secrete dal sistema nervoso, come la serotonina, che "dà tono", ed è per questo molto benefica per la salute. L'attività fisica migliora, tra gli altri, il sistema immunitario, vascolare, muscolare e osseo; ci libera dalle tensioni della giornata, limita i pensieri negativi e regola l'umore; migliora anche la concentrazione, la fiducia in se stessi e le prestazioni sessuali[1-2]. A sua volta, la psiche influenza l'attività sportiva. Gli atleti sanno che, per migliorare le proprie prestazioni oltre un certo limite, devono imparare a disciplinare la mente. Ecco un altro esempio del rapporto corpo-mente.

Diversi studi dimostrano che un'attività fisica moderata e regolare previene il cancro[3-6]. Sono state avanzate varie ipotesi per spiegare i meccanismi attraverso i quali lo sport agisce sulle cellule nocive, tra i quali l'azione che esercita sulla psiche, sul rilascio di vitamina D, sul rafforzamento del sistema immunitario, sulla riduzione dei fattori infiammatori e sulla regolazione dei geni[7-8]. Solo in Europa, si stima che ogni anno potrebbe essere evitato un caso di cancro su sette (cioè centinaia di migliaia di casi) se la gente facesse attività fisica. Gli organismi di sanità pubblica consigliano da 30 a 60 minuti di esercizio fisico, da moderato a intenso, per cinque giorni la settimana.

Alcune persone, per canalizzare emozioni negative come la rabbia, fanno molto affidamento sulla dimensione fisica, quindi sullo sport; farebbero bene, però, a esplorare anche la sfera emotiva e spirituale, perché lo sport potrebbe essere solo una forma di distrazione. Quando l'attività fisica è accompagnata da emozioni negative o quando risulti eccessiva, produce l'effetto contrario: indebolisce il sistema immunitario, con le conseguenze che si possono immaginare[9-11]. Smettiamo di estenuarci in attività che detestiamo! Scegliamo quelle che troviamo piacevoli e pratichiamole ogni giorno con grande divertimento[12].

Il sole

La vita sulla Terra si è naturalmente evoluta sotto l'influenza della luce solare. Molte tribù preistoriche e intere civiltà hanno venerato il Sole per le sue proprietà curative e hanno utilizzato lo spettro completo delle radiazioni per curare disturbi fisici e psicologici, pratica nota come "elioterapia". Si sono trattati così la tubercolosi, i disturbi emotivi, il cancro, la colite, la gotta, l'acne, l'asma.

Nell'uomo, l'esposizione alla luce solare svolge una moltitudine di funzioni fisiologiche e psicologiche. Oltre a produrre vitamina D, agisce anche sull'umore e sulla fertilità. In Finlandia, in estate, quando il sole splende per più di venti ore al giorno si concepiscono più bambini[13].

La luce solare è composta da energia trasmessa alla Terra sotto forma di onde elettromagnetiche (fig. 10.1).

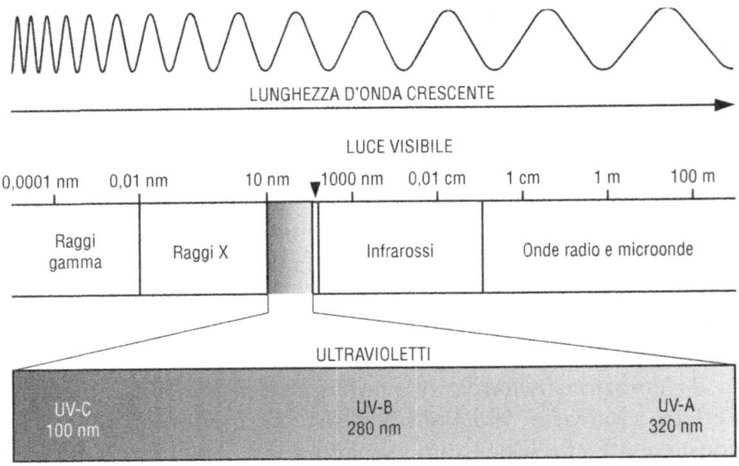

Figura 10.1 *Spettro elettromagnetico: i raggi UV sono suddivisi in UV-A, UV-B e UV-C. I raggi UV-A sono vicini al colore violetto dello spettro visibile, da cui il nome "raggi ultravioletti". I raggi UV-C sono invece vicini ai raggi X.*

Con i nostri occhi distinguiamo solo i colori dell'arcobaleno che vanno dal viola, che ha la più alta frequenza di energia, al rosso, che ha la più bassa. I raggi gamma, X e ultravioletti hanno frequenze più alte rispetto al viola, mentre gli infrarossi, le microonde e le onde radio hanno frequenze più basse. Il Sole, con le sue diverse lunghezze d'onda, emette lo spettro completo della luce e grazie a questo la vita sulla Terra si è evoluta.

I raggi UV favoriscono alcuni tipi di cancro alla pelle. A causa dell'assottigliamento dello strato di ozono, i media incoraggiano il pubblico a proteggersi da questi raggi "nocivi". Oggi oltre il 50% della gente porta occhiali che bloccano *tutti* i raggi UV e si tiene al riparo dal sole con spessi strati di crema e cappelli.

I raggi UV sono classificati in tre categorie a seconda della loro frequenza elettromagnetica: UV-A, UV-B e UV-C. I raggi UV-A sono più vicini alla luce visibile (viola), mentre i raggi UV-C sono più vicini ai raggi X (che, in certe quantità, possono provocare il cancro).

I raggi UV-C sono normalmente filtrati dallo strato di ozono e non hanno una funzione benefica conosciuta per il corpo. Possono invece danneggiare il DNA delle cellule, causando, col tempo, vari tipi di cancro alla pelle. I raggi UV-B sono, invece, dei nutrienti essenziali perché sono responsabili della produzione di vitamina D e dell'assorbimento del calcio; sono perciò necessari per la salute dello scheletro. Infine, i raggi UV-A ci permettono di abbronzarci e, secondo alcune ricerche, riparano i danni al DNA causati dai raggi UV-C[13-14]. I raggi UV-A sono già utilizzati nel trattamento della micosi fungoide, un tipo di cancro alla pelle. Le persone colpite vengono irradiate con raggi UV-A, e questa è la terapia d'elezione[15].

Paradossalmente, la maggior parte delle creme solari ci protegge solo dai raggi UV-A e UV-B, ma non dai raggi UV-C.

Il sole è essenziale e proteggersi in modo eccessivo può avere ripercussioni pericolose perché, se ci si espone con moderazione, sembra essere un antidoto alle cellule cancerose[16-27]. Purtroppo, secondo le credenze comuni, il sole provoca il cancro e occorre *assolutamente* proteggerci da esso. Questa convinzione è sbagliata. Numerosi studi effettuati su milioni di persone dimostrano invece il contrario: i casi di cancro (soprattutto di tipo aggressivo) diminuiscono con l'esposizione al sole.

Questo rapporto è legato alla latitudine, cioè alla distanza geografica dall'equatore[18]. Per esempio, l'incidenza e la mortalità di alcuni tipi aggressivi di cancro raddoppiano nei paesi più a nord[25]. Questo rapporto si osserva anche con i cambiamenti stagionali e le variazioni delle radiazioni solari che li accompagnano: infatti la gravità dei casi di cancro diminuisce in estate[19-20].

Anche la depressione stagionale inizia in autunno e scompare in primavera. Meno del 10% delle persone che vive in Florida ne soffre, mentre il tasso sale al 30% nel New Hampshire[13], dove la diminuzione della luce solare in inverno è più importante. Un'altra cosa interessante da notare è che anche l'incidenza e la gravità del cancro seguono le variazioni stagionali: cambiano e fluttuano a seconda delle stagioni, della latitudine e della luce del sole.

Possiamo osservare gli effetti benefici del sole a diversi altri livelli. Alcuni studi dimostrano che la mancanza di esposizione al sole e ai raggi UV-B crea un deficit di vitamina D, che sembra giocare sull'incidenza e sull'aggressività del cancro, mentre invece la somministrazione di vitamina D pare essere un fattore di protezione[19-21,25-35]. Lo sviluppo del cancro è anche legato al tasso di melatonina, l'ormone prodotto in base all'esposizione alla luce del sole[13,36-43].

Il legame tra sole e cancro è evidenziato da studi epidemiologici di ampie proporzioni e potrebbe essere spiegato in vari modi: con l'azione della mente sul cancro o con meccanismi molecolari come la vitamina D e la melatonina.

Queste constatazioni sono valide anche per il melanoma, il cancro alla pelle più pericoloso, la cui incidenza è in continuo aumento da quando ci si protegge dal sole[26,27,44]. Poiché il melanoma è aggravato dalla paura *e* dalla mancanza di sole, immaginiamoci il circolo vizioso prodotto dalla paura del sole[45]! Tale paura è esagerata, perché il cancro alla pelle causato da sovraesposizione al sole è una malattia a basso tasso di mortalità (0,3%). Le ricerche dimostrano che queste cellule nocive poco aggressive, di cui si cerca tanto di evitare la proliferazione, sono anche stimolate dalla paura[45-46]. La sottoesposizione al sole provoca, invece, tassi di mortalità per cancro che vanno dal 20 al 65%[21].

Si stima che ogni anno negli Stati Uniti decine di migliaia di decessi per cancro potrebbero essere evitati solo con un'adeguata esposizione al sole[22,23]. La paura del cancro provoca ancora più cancri. Quindi non dobbiamo avere paura della nostra stella! La Terra vi ruoterà sempre intorno.

Ciò significa che dobbiamo uscire e correre nudi per unirci a una tribù che adora il Sole? Niente affatto. Il sole è un'arma a doppio taglio[47]. Alcuni raggi UV sono essenziali, mentre altri ci fanno male! Non possiamo evitarli, perché la mancanza di raggi luminosi provoca uno squilibrio nel corpo, cioè crea problemi ossei, immunitari, emotivi e un aumento dei casi di cancro, specialmente dei più pericolosi. Per contro, grandi quantità di raggi UV sono dannose, specialmente per coloro che si scottano facilmente, ma questo pericolo è stato esagerato ed è diventato causa di ansia.

Per apprezzare i benefici del sole, è sufficiente essere moderati e limitare la durata dell'esposizione. Le persone con la pelle chiara o delicata dovrebbero essere particolarmente vigili e utilizzare una crema protettiva se vogliono esporsi al sole per un periodo prolungato. Il pericolo viene da un'eccessiva esposizione, come succede a coloro che si arrostiscono quotidianamente sui lettini abbronzanti. Non è del sole che dovremmo diffidare, ma del nostro comportamento nei suoi confronti.

Il sonno e i sogni

Da oltre tre miliardi di anni il ciclo circadiano, cioè l'alternanza del giorno e della notte, è un fattore importante per la creazione della vita sulla terra[43]. L'uomo utilizza il fuoco da circa duecentocinquantamila anni, usa le candele da cinquemila, e la luce elettrica, che ha modificato artificialmente le condizioni di vita, solo da centotrentadue anni. Data la presenza costante della luce anche di notte, la maggioranza delle persone cresciute nelle grandi città non ha mai visto un cielo stellato. Ora, il fatto di non essere in sintonia con l'ambiente sembra essere un fattore cancerogeno.

Gli studi dimostrano che l'esposizione alla luce durante la notte (compresa quella delle città) provoca uno squilibrio ormonale che modula l'espressione dei geni, compresi quelli delle cellule del sistema immunitario, con l'aumento del rischio di sviluppare il cancro[40-41,48-49]. Altre ricerche hanno dimostrato che le persone che lavorano di notte corrono più rischi di ammalarsi di cancro, probabilmente a causa della rottura del ciclo circadiano, della mancanza di sole e delle ripercussioni sul tasso di vitamina D e di melatonina[40-42,50-53]. Come le piante, gli uomini hanno bisogno del sole.

Occorre adottare un sistema di sonno regolare e sano, eliminando le fonti di luce di notte e approfittando della luce del giorno. In questo modo, vivremo a più stretto contatto con l'ambiente, secondo le condizioni naturali con cui ci siamo evoluti. L'uomo è un uccello mattutino e allora sincronizziamoci, perché il futuro appartiene a chi si alza presto.

ALCUNI TRUCCHI PER DORMIRE MEGLIO

- Evitiamo le luci forti prima di andare a letto; accendiamo piuttosto una candela.
- Ascoltiamo musica rilassante.
- Se, al momento di coricarci, ci viene un'idea favolosa o ci ricordiamo di un compito importante, scriviamoli su un foglio di carta e smettiamo di pensarci.
- Se avvertiamo una particolare emozione negativa, cerchiamo di individuare la causa che l'ha scatenata per poterla risolvere ed eliminare (cap. 8).
- Concentriamoci sulla respirazione (vedi sotto).
- Prestiamo attenzione alle sensazioni del corpo, cominciando con la gamba sinistra e passando poi alla destra, quindi al braccio sinistro e poi al destro, di nuovo alla gamba sinistra, e così via.
- Immaginiamoci in una stanza che ci è familiare, per esempio nel salotto di casa, nella sala da pranzo di nostra sorella o nella stanza di nostro figlio. Sentiamone gli odori, i suoni, poi riordiniamo la stanza, togliendo mentalmente un oggetto alla volta. Tavolo... via! Sedia... via! Fino a quando la stanza è completamente vuota.
- Facciamo l'amore.

Il ruolo del sonno nell'insorgenza del cancro sta diventando sempre più evidente. Anche se le esigenze differiscono da individuo a individuo, alcuni studi hanno dimostrato una correlazione tra la durata del sonno e le percentuali di cancro[54]; un sonno qualitativamente valido influisce positivamente sulla capacità di "rigenerare" l'organismo[55]. Alcuni esperimenti hanno dimostrato, infatti, che la qualità del sonno può modificare il DNA e il sistema immunitario[43,55]. Molti processi di guarigione scattano quando facciamo fare una pausa al nostro cervello analitico; è essenziale permettere al corpo di rigenerarsi durante le ore di riposo.

È il momento di dormire quando sentiamo le palpebre pesanti; invece quando ci sentiamo stanchi mentalmente, è utile fare qualcosa di rilassante prima di coricarsi. La maggior parte della gente guarda la televisione per rilassarsi, un'abitudine che non consiglio per via dei contenuti spesso negativi che trasmette e per la gran quantità di luce artificiale che diffonde. Se amiamo la televisione, scegliamo delle trasmissioni allegre, perché raramente i film sono rilassanti e la maggior parte delle informazioni sono negative e nutrono il nostro subconscio, influenzando la qualità del sonno e dei sogni.

Respirare

L'attenzione accordata alla respirazione è così scarsa che sono stati pubblicati diversi libri sull'argomento per ricordarcelo. L'ossigenazione, tuttavia, è alla base di ogni attività del corpo. Le cellule respirano lo stesso ossigeno che assumiamo tramite i polmoni. Ma questo atto naturale e innato diventa sempre più artificiale con il passare degli anni. Quando eravamo bambini sapevamo respirare spontaneamente. Poi, nel corso della vita abbiamo vissuto molte esperienze, alcune positive, altre meno. Tali esperienze sono state accompagnate da emozioni memorizzate nel nostro inconscio, che controlla anche la respirazione. Abbiamo anche sviluppato una mente analitica e abbiamo iniziato ad analizzare il nostro passato, a valutare il nostro futuro e a trascurare il momento presente. Nel corso della vita e nei momenti difficili abbiamo pian piano abbandonato il modo di respirare che avevamo da bambini. Abbiamo sostituito il respiro della vita con il respiro della sopravvivenza.

Respiro della vita	*Respiro della sopravvivenza*
Respirazione addominale	Respirazione toracica
Respirazione attraverso il naso	Respirazione attraverso la bocca con sospiri
Respirazione lenta	Respirazione rapida
Respirazione profonda e costante	Respirazione incostante e irregolare
Respirazione libera...	Respirazione con sensazione di oppressione
Respirazione radicata nel presente	

Per nutrire le nostre cellule con l'ossigeno e riversare gli scarti nel sangue, è importante imparare nuovamente a respirare per favorire un profondo stato di rilassamento.

Respirazione e rilassamento vanno di pari passo, uno porta all'altro.

Il respiro di sopravvivenza porta all'accumulo di sostanze tossiche (CO_2) nell'organismo che rendono il sangue più acido; è stato dimostrato che questo fenomeno contribuisce ad aumentare l'ansia, creando un circolo vizioso che aumenta il sentimento di "paura"[56]. L'unico modo per spezzare questo circolo vizioso è abituarsi a porre attenzione al proprio respiro almeno una volta all'ora. Lasciamo che l'aria fresca ci riempia completamente i polmoni, così staremo meglio, migliorando la nostra performance, perché tutte le cellule saranno ben ossigenate e riparate correttamente.

Gli studi dimostrano che le buone abitudini nel respirare migliorano il sistema immunitario[57]. Questo sarà il nostro nuovo farmaco naturale... e gratuito!

Il respiro della vita è retto dalla pace e dalla capacità di vivere il presente; il respiro della sopravvivenza dalla paura e dal distacco dall'ambiente. Sapendo che le nostre cellule respirano, che tipo di respiro vogliamo offrire loro?

IMPARARE A RESPIRARE

- Ora prendiamoci due minuti per soffermarci sul respiro.
- Sediamoci con la schiena e la testa dritte.
- Guardiamoci l'addome che si gonfia, inspirando, e si sgonfia, espirando.
- Facciamo tacere la mente e concentriamoci solo sul respiro.
- Quando la mente ci dice che abbiamo di meglio da fare, diciamole che non c'è niente di più importante del nostro benessere e che potrebbe non esserci un domani.
- Ritorniamo alla respirazione.
- Non cerchiamo di respirare, ma neppure cerchiamo di non farlo. Lasciamo che il diaframma si muova da solo e concentriamoci sul far tacere la mente.
- Rilassiamo le mascelle e abbandoniamoci alla respirazione.
- Sentiamo un delicato profumo di rosa che solletica le narici.
- Il profumo è vellutato.
- Lasciamo che il naso "faccia l'amore" con l'aria che respiriamo... È gratuito e senza rischi.
- Lasciamo che l'aria riempia le narici e la gola, i bronchi.
- Gli alveoli dei polmoni non hanno bisogno di aiuto. Sanno di quanta aria hanno bisogno per riempirsi e sanno come svuotarsi.
- Godiamoci la pausa tra inspirazione ed espirazione, senza forzare nulla.

I massaggi terapeutici

In Europa, in Africa e in Oriente toccarsi è un atto molto naturale. Gli uomini talvolta si danno un bacio e, in alcuni paesi, non è raro vedere due uomini eterosessuali camminare mano nella mano in segno di amicizia. Nell'America del Nord toccarsi è molto raro ed è sinonimo di contatto sessuale o di rapporto di lavoro. Eppure il tatto è uno dei cinque sensi ed è anche un'arte che possiamo imparare e che contribuisce a ristabilire la connessione corpo/mente. A volte possiamo diventare così "cerebrali" che ci sentiamo fisicamente tesi e completamente scollegati rispetto alle sensazioni del corpo. Che gioia i massaggi che ci riportano sulla terra!

Ci sono diverse tecniche di massaggio, tra cui quello sportivo, svedese, ayurvedico e californiano che talvolta i massaggiatori professionisti combinano e adattano in base alle esigenze delle persone. Gli studi di massoterapia sono in continuo aumento perché migliorano il benessere e il sistema immunitario, anche nei pazienti colpiti da cancro[58-65]. Uno studio del Memorial Sloan-Kettering Cancer Center di New York, condotto su 1300 pazienti malati di tumore, ha dimostrato che i massaggi contribuiscono a una riduzione del 50% del dolore, della stanchezza, della nausea e dei sintomi depressivi[66-67].

Il regime alimentare

Alcuni popoli danno molto valore al tempo consacrato al nutrimento, mentre altri, come i nordamericani, mangiano in fretta, a volte in meno di cinque minuti. La popolarità dei fast food ne è la testimonianza. Assaporare il cibo è comunque un vero piacere! Alcune persone lo usano per annegare le proprie emozioni[68]. Coloro che lo ingoiano senza gustarlo dovrebbero interrogarsi sul proprio stato di coscienza, se sono troppo assorti nei loro pensieri, se prestano attenzione unicamente alle loro idee e se mangiano giusto per distrarsi.

Il regime alimentare fa parte dei fattori ambientali che alterano i geni. Siamo, infatti, ciò che mangiamo. Nel corso degli anni numerosi studi hanno dimostrato che il consumo abbondante di vegetali, sia frutta sia verdura, riduce il rischio di cancro. Tè verde giapponese, porri, cavoli, barbabietole, spinaci, asparagi e cipolle sono alcuni degli alimenti anticancro e l'aglio non uccide solo i vampiri! Il biochimico Richard Béliveau ha testato molti di questi alimenti in laboratorio e ha pubblicato alcuni libri sull'argomento; vi consiglio di consultarli per scegliere i cibi che preferite e cucinarli con un pizzico di follia[69-70]! Questo vi darà anche l'opportunità di sfruttare la vostra creatività, ma non adottate un regime di "paura"; in altre parole, fatelo perché ne avete voglia!

Dottor Boukaram: "Quale messaggio trasmetterebbe ai giovani per aiutarli a prevenire il cancro?"

Risposta 1

Penso che ci vogliano molti libri, molti articoli, molti video, molti software per spiegare che probabilmente siamo gli esseri più complessi dell'evoluzione e siamo dotati d'innumerevoli abilità e di una moltitudine di funzioni. Esistessero dei libri che ci spiegano che siamo un tutt'uno! Non è vero che la testa è da una parte e il corpo dall'altra: funzionano insieme. Il corpo e la mente sono collegati. Diffidiamo di noi stessi. Cerchiamo di comprendere l'impatto delle emozioni e sensazioni sul nostro organismo e perché succede così. Chiediamoci da dove viene questo sentimento, quando è comparso nell'evoluzione. Se ci riusciamo, quando insorge una paura, possiamo divenirne consapevoli ed evitare il pericolo. A differenza della formica che continua a rosicchiare l'erba finché non verrà arsa viva, noi siamo in grado di sondare le nostre paure e di individuare le loro origini: "Devo capire da dove vengono le mie paure perché, se continuo così, morirò. Comprenderò perché, per me, questo modo di pensare inizialmente andava bene, è stato una felice soluzione, ma ora mi fa male". Allora, poniamoci delle domande, diamoci delle risposte e amiamoci.

Michel Lemeilleur

Risposta 2

La cosa importante è gestire correttamente le emozioni, perché penso che sia la base di tutto. Ho capito fino a che punto il corpo umano sia straordinario, ma bisogna fare attenzione. È necessario prendersi cura del proprio corpo e della propria salute mentale. Confesso che mi sono rivolta a un professionista quando ne avevo bisogno, e mi ha aiutato molto. Non c'è molta gente con cui ci si può confidare. Non sempre è possibile dire tutto ciò che si pensa alle persone che si amano. Taluni a volte dicono: "Ah, io, posso parlare con i miei amici". Sì, ma tu non ti confidi sempre allo stesso modo, perché chi ti ascolta non ha la capacità o la preparazione necessaria per capire ciò che hai dentro, perché quello che hai dentro è spesso nascosto, mentre gli psicoterapeuti sono neutrali e qualificati. Mi sono ricordata di cose che erano sepolte dentro di me sin dalla mia gioventù; non me le ricordavo più. Abbiamo degli strumenti intorno a noi, perché non usarli?

Mireille Huguenin

Risposta 3

Prendiamoci il tempo per conoscerci. La nuova generazione è molto più orientata verso la conoscenza di sé della mia generazione. Anche se lavoriamo duro, concediamoci dei momenti di piacere, di gioia e di equilibrio. Penso che sia indispensabile per coloro che non lo fanno. Ricentrarsi, imparare a respirare, imparare a rilassarsi, a creare il vuoto. Essere in contatto con noi stessi, con le persone che amiamo, preservare e proteggere la natura, questo è veramente importante. Stare bene, condividere momenti felici, essere allegri, realizzarsi come esseri umani, questo è il segreto della salute. Quando si è in armonia, il cancro non ha motivo di manifestarsi nella nostra vita. Io non voglio dare nulla per scontato, ma ora sono quasi dieci anni che sono in perfetta salute. Mi diverto e vivo i miei sogni.

Joanne Robitaille Manouvrier

LETTURE CONSIGLIATE

R. Béliveau, D. Gingras, *Les aliments contre le cancer*, Éditions Trécarré, 2005, trad. it., *Alimentazione anti-cancro,* Sperling & Kupfer, Milano, 2006[69].

R. Béliveau, D. Gingras, *Cuisiner avec les aliments contre le cancer*, Éditions Trécarré, 2009, trad. it., *Le ricette anti-cancro. Prevenire i tumori con i cibi giusti*, Sperling & Kupfer, Milano, 2010[70].

Capitolo 11

E se il nemico fossimo noi stessi?

I primi scritti che descrivono il cancro sono egiziani e risalgono a tremila anni fa, ma abbiamo anche scoperto dei tumori ossei su scheletri risalenti all'epoca preistorica. Il cancro è sempre esistito anche tra le piante e gli animali e tutte le teorie su questa malattia evolvono di pari passo con le nostre conoscenze ma, a oggi, nessuna è in grado di spiegare la sua origine in modo soddisfacente.

In questo capitolo "getterò dei semi" cercando di illustrare alcune antiche teorie sul cancro alla luce delle recenti scoperte in epigenetica.

Per Ippocrate, il cancro era causato da un eccesso di uno dei quattro "umori" del corpo: la bile nera. Supportata dal medico Galeno, questa teoria fu la più accreditata per oltre mille e trecento anni[1]. Nel XVIII secolo il chirurgo Sir Percivall Pott individuò nell'ambiente e nei fattori infiammatori le cause dell'insorgenza del cancro, parlando del "cancro degli spazzacamini", il tumore che si formava sullo scroto di chi puliva i camini. Dimostrò che questi tumori erano causati dall'attrito dello scroto contro la corda rivestita di fuliggine che gli spazzacamini utilizzavano per calarsi. Pott rilevò così il primo cancro professionale causato da una sostanza cancerogena presente nell'ambiente (il residuo della combustione del carbone).

La teoria della psicogenesi del cancro, invece, già nota nell'antichità, si sviluppò solo nel XX secolo con l'affermarsi della psicobiologia[2-3]. Nel 1969, quando Neil Armstrong camminò sulla luna, una di queste teorie non materialiste fu esposta dal dottor Graham Bennette del British Cancer Council, in una conferenza presso l'Accademia delle Scienze di New York[4].

Secondo la sua visione, i geni di una cellula risponderebbero ai cambiamenti dell'ambiente cellulare, siano essi di origine fisica o psicologica. L'ambiente è rappresentato da ciò che è esterno a questa cellula, come l'ambiente dell'uomo (l'insieme delle cellule) è ciò che c'è all'esterno della sua pelle. In una situazione psicologica molto difficile, un individuo potrebbe percepire l'ambiente come ostile e questo gli provocherebbe un senso di isolamento dall'universo; si tratterebbe di una rottura del legame tra l'uomo e il suo ambiente, con conseguente senso di separazione, alienazione, solitudine, competizione o vuoto. Dato che la mente è anche l'ambiente della cellula, questo *sentimento* avrebbe una risonanza su quest'ultima. Quando ci si sente staccati dal corpo, la cellula sarebbe naturalmente spinta a cambiare identità e ad agire isolatamente[4-5], cioè in "modalità cancerogena".

Sebbene questa tesi sia stata sostenuta da numerose osservazioni cliniche e di laboratorio, è giudicata assurda dai genetisti, che considerano il DNA una sostanza fissa, non modulabile dall'ambiente[4].

Inoltre, poiché ipotizzavano che il DNA da solo potesse spiegare il "segreto della vita", tutti gli elementi della personalità e della mente dovevano essere iscritti nel genoma. Se tutto è nel DNA, allora, necessariamente, queste visioni non materialiste sono delle sciocchezze! Il cancro sarebbe causato da mutazioni casuali dei geni, che potrebbero essere contrastate con trattamenti fisici! Ma il cancro non ha cambiato il suo corso.

Poiché molti uomini e animali contraggono il cancro e la sua incidenza è in aumento, i più recenti studi postulano che questa malattia non sia causata da mutazioni aleatorie dei geni, ma sia il risultato di un meccanismo ben rodato. Piuttosto che creare dei geni mutanti, le cellule cancerose "si inserirebbero" su un efficiente sistema di riproduzione, regolato sul posto, secondo una modalità di base inesorabile e già inscritta nel loro genoma. Le cellule che diventano cancerose regredirebbero e opererebbero in modo primitivo grazie all'intermediazione di geni apparsi agli albori dell'evoluzione. Quindi prolifererebbero in modo isolato, senza sapere di trovarsi all'interno del corpo. In questo modo, non risponderebbero più ai segnali complessi, si dissocerebbero dal proprio ambiente e lo invaderebbero[6]. Ma ecco il punto debole di questa teoria: è impossibile attribuire al cancro l'attivazione di geni primitivi, poiché i tumori sviluppano dei vasi sanguigni, cioè geni più complessi, apparsi successivamente nell'evoluzione[6]. Ci sono, inoltre, molte opinioni controverse tra i neurogenetisti perché, anche se molte condizioni psicologiche o psichiatriche sono ereditarie, è impossibile spiegare questa ereditarietà solo con i geni[7]. Le nuove conoscenze in epigenetica cambiano l'approccio dei neurogenetisti: i disturbi della personalità e mentali non sarebbero legati solo ai nostri geni ma anche al nostro ambiente fisico e psicologico[7].

Oggi, con le nuove scoperte scientifiche, stiamo facendo marcia indietro e tornando alle teorie enunciate poco prima della nascita della genetica. Se i nostri geni sono "malleabili", come si giustifica allora la presenza di cellule cancerogene? E se la nostra coscienza collettiva e personale esercita un controllo sul DNA, che ne è dell'inconscio o dell'ego? L'incoscienza individuale giocherebbe forse un ruolo nel modo molto primitivo con cui le cellule tumorali operano? Stiamo assistendo all'incontro della psicobiologia con la genetica?

La nostra coscienza è legata alle nostre cellule

La nostra coscienza ha un impatto sul nostro ambiente, sugli elementi che ci costituiscono, compreso il DNA. Quanto più questa si evolve, tanto più ci rendiamo conto che il nostro senso di separazione dall'ambiente è un'illusione. Noi dipendiamo dall'ambiente così come ne dipendono i nostri elettroni. Secondo le leggi della fisica quantistica, ogni essere vivente è un vasto campo elettromagnetico intelligente che scambia costantemente informazioni con il campo gigantesco e *unico* che lo circonda. All'interno di questo campo elettromagnetico non è possibile alcuna separazione, né tra l'ambiente e noi, né tra noi e le nostre cellule, perché i limiti esistono solo nel mondo materiale. La nostra coscienza, le nostre cellule e il nostro ambiente sono tutti interdipendenti da questo mondo i cui elementi si incastrano, simili a matrioske[8-12]. Come in un'orchestra, l'universo risuona su di noi e noi sull'universo. Siamo un riflesso della totalità sulla quale esercitiamo la nostra influenza, così come il nostro cervello è influenzato dalle frequenze che ci circondano e che, a sua volta, influenza[10,13-22].

Il nostro corpo è una macchina complessa composta da cinquanta trilioni di cellule, formate a loro volta da molecole, che vibrano con un'intelligenza propria e in relazione armoniosa con tutto il corpo[23]. Ognuna delle nostre cellule mangia, beve, respira, digerisce, elimina e si riproduce; ha anche una pelle (*membrana*) che la protegge, delle strutture che la sostengono e un'elettricità che l'anima[24-25]. Il nostro modo di respirare, di alimentarci e di pensare sono il vento, l'acqua e il fuoco delle nostre cellule. Le nostre cellule ci influenzano e noi influenziamo loro. Queste interdipendenze esistono, ma l'ego ci allontana e ci aliena, inducendoci a credere in un ambiente fisico separato e ostile.

La farmacologa Candace Pert ha chiarito molte delle connessioni tra coscienza e cellule. Le sue ricerche dimostrano che la nostra attività psichica è in comunicazione con tutti gli apparati del corpo e con gli elementi che li costituiscono. Un flusso costante di informazioni fa sì che le nostre cellule diventino portatrici di tutto quello che passa per la mente, cioè dei pensieri, delle emozioni e delle credenze; così, il mentale diviene *fisico*[26]. L'endocrinologo Deepak Chopra è dello stesso parere: tutto è, nello stesso tempo, una manifestazione del cervello e della vibrazione infinita degli organi del corpo[27]. Il corpo interagisce allo stesso modo con la rete globale d'informazione in maniera tale che tutto è tessuto insieme e interconnesso. La nostra coscienza è forse la somma delle coscienze di ogni cellula del nostro corpo e, contemporaneamente, il direttore d'orchestra che comanda l'attività delle cellule[13,28-29].

Le ricerche del biologo Bruce Lipton dimostrano che le nostre cellule comunicano le une con le altre grazie a una "corrente elettrica" mediante delle antenne situate sulla membrana cellulare[30] che captano le informazioni dall'ambiente permettendo alle cellule di adeguarsi di conseguenza. Non c'è, quindi, solo una comunicazione molecolare nel corpo, ma anche una comunicazione elettromagnetica costituita dalle vibrazioni e dalle correnti permanenti, un fenomeno chiamato "galvanotassi"[30-32].

Altre ricerche hanno dimostrato che le cellule tumorali rispondono a tali correnti e che questo fenomeno avrebbe delle implicazioni nelle loro migrazioni durante l'invasione del corpo e nella formazione di metastasi[31,33-34].

Modalità ego

In verità, il nostro corpo sarebbe simile a una colonia molto ben organizzata, costituita da tutti gli elementi che lo compongono (fig. 11.1).

La nostra salute dipende dalla salute di ogni cellula e dalla loro unità. Come l'ego individuale è legato a un ego collettivo[35], così è anche collegato a un concetto di identità cellulare. Tale concetto di io "cellulare" o io "biologico" è già stato preso in considerazione nel mondo scientifico ed è facilmente comprensibile quando si cambia la visione del corpo e lo si considera come una rete di molteplici "individui" cellulari interconnessi tra loro di cui la mente è il capo[4,30,36-37].

L'ego è la modalità mentale dell'individualista e di chi ricerca il potere, basata sulla paura; è il sentimento di distacco dall'unità della vita o dall'equazione olografica; è la sensazione di separazione dall'ambiente.

Le cellule sono dotate di televisione, Internet e radio, come lo siamo noi; sono programmate sulla nostra mente e invadono la nostra rete. Ora, la paura trasmette sempre lo stesso messaggio: "Si salvi chi può! L'ambiente è pericoloso".

Quando scegliamo solo la catena controllata dall'ego, adottiamo un regime individualista dove vige la legge "ognuno per sé". La sensazione di separazione dall'universo, come tutta l'attività mentale, potrebbe essere trasmessa a ciascuna delle nostre cellule. Possono, allora, credersi separate, cambiare d'identità e agire isolatamente[4,13-32].

Come ha affermato il dottor Lipton, le cellule normalmente vivono in comunità con legami profondi e un sentimento di cooperazione fuori dal comune, senza egoismo. La mancanza di armonia può tuttavia spingere alcune di loro a non cooperare più[30]: le cellule negative si comportano in modo completamente egoistico rispetto al resto del corpo.

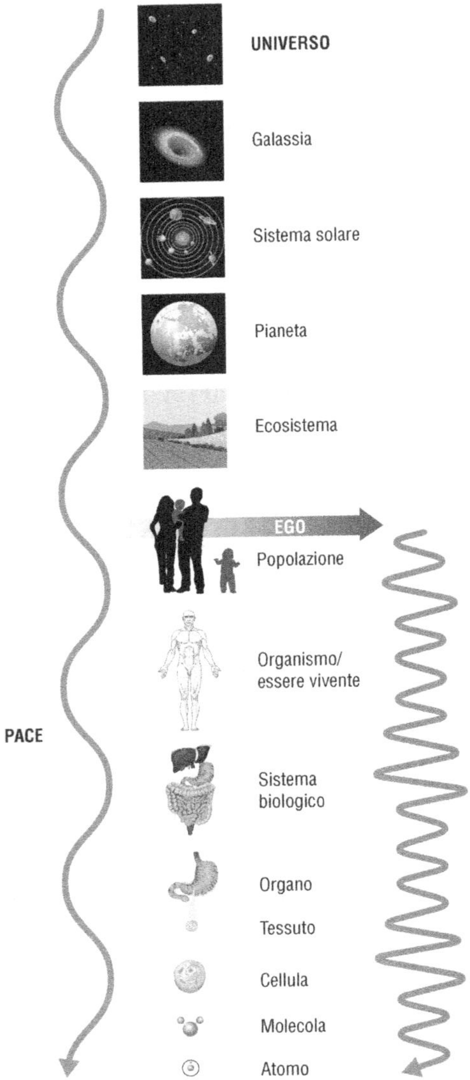

Figura 11.1 *L'organizzazione olografica della vita è un'unità completa; l'ego ci distacca costantemente dall'appartenenza al momento presente e ci sottomette a un sentimento di paura, d'isolamento e di competizione con l'ambiente.*

Invece di pensare “noi”, pensano “io”; sono una modalità dell’ego. Non sentono di far parte del corpo (come Minak), lo invadono, consumano tutte le sue risorse e lo distruggono. Naturalmente, una volta impegnate in questo tentativo, non fanno altro che distruggere se stesse, perché non si rendono conto che la loro sopravvivenza dipende dall’ambiente; devastano il proprio ecosistema (il corpo), proprio come l’uomo distrugge il suo (la Terra) per via dell’ego. Le cellule negative si comportano come i miliardi di uomini che in passato hanno conquistato e distrutto ciò che li circondava, cercando di affermare il proprio potere. La ricerca dell’immortalità è un meccanismo di sopravvivenza governato dalla paura.

A trent’anni il neuropsichiatra David Servan-Schreiber ha sviluppato un tumore al cervello. Ha preso coscienza delle proprie carenze e ha elaborato un nuova cura e pubblicato un libro su queste terapie complementari:

> Il cambiamento di atteggiamento che sembra proteggere meglio dal cancro è il processo di maturazione insegnato da tutte le maggiori tradizioni psicologiche e spirituali. [...] In questo cammino si riscopre un sentimento di gratitudine per la vita così com’è, una sorta di grazia che inonda anche la nostra biologia[38].

Dopo la pubblicazione dei suoi libri, questo medico è diventato un esperto dell’“anticancro”. Nell’arco di vent’anni è riuscito a triplicare l’indice di sopravvivenza media dei malati come lui, grazie a metodi complementari utilizzati insieme alle terapie mediche riconosciute. Ma ciò che l’ha portato al successo gli ha fatto perdere l’ancoraggio al momento presente e così ha avuto una recidiva grave nel 2010 ed è morto nel luglio del 2011.

> ... imponendomi un ritmo di lavoro estenuante ed eccessivo, non mi sono preso abbastanza cura di me stesso, e questo per molti anni. [...] Le manifestazioni di apprezzamento che ho ricevuto mi hanno reso felice e hanno fatto sì che mi dedicassi strenuamente alla difesa di queste teorie. [...] Mi sono inflitto innumerevoli cambi di fuso orario. [...] La difesa di queste concezioni mi stava così a cuore che ho semplicemente dimenticato di pensare a me stesso. Era troppo. Alla fine dell’anno ero letteralmente esausto. Dopo queste fatiche il tumore è ricomparso. [...] Credo di aver

> commesso una specie di peccato di orgoglio che mi ha fatto sentire quasi invulnerabile. Non dobbiamo mai perdere l'umiltà di fronte alla malattia. [...] Una delle difese più efficaci contro il cancro è la calma interiore. Da parte mia, non sono riuscito a trovarla e oggi lo rimpiango[39].

Il dottor Servan-Schreiber si è reso conto che il saper tenere la mente sotto controllo è probabilmente la miglior difesa contro il cancro. Pur non essendo necessariamente un fattore scatenante del cancro, l'ego, secondo le terapie orientate sulla coscienza, contribuisce di certo alla sua equazione. Infatti, attraverso l'ego – tramite la paura, la fuga dal presente, il distacco dall'universo, la negligenza nell'ascoltare i messaggi del corpo e la ricerca del potere – l'uomo priva *l'insieme* del suo corpo dei sentimenti d'amore, pace e armonia. Le cellule hanno il nostro stesso bisogno d'amore e di pace e hanno la stessa necessità di vibrare all'unisono con l'universo.

Quando trascende l'ego, l'individuo porta la pace nell'ecosistema che lui stesso costituisce. L'ego (una modalità di sopravvivenza alimentata dalla paura), infatti, aumenta la secrezione di adrenalina e crea un ambiente cellulare nocivo tramite la stimolazione diretta delle cellule negative, con il conseguente aumento dei fenomeni infiammatori, indebolimento del sistema immunitario e innesco di cambiamenti epigenetici del DNA. L'ego, inoltre, spinge le persone ad adottare abitudini di vita per cui non prestano più attenzione ai messaggi fisici ed emotivi di sofferenza lanciati dal corpo.

Le nuove scoperte scientifiche ci costringono a integrare tutte le teorie sul cancro e a ridefinirlo come una malattia dell'ambiente, inteso non solo come ciò che ci circonda, ma anche come l'ambiente di ognuna delle nostre cellule. Esso comprende non solo i costituenti fisici dell'ambiente, ma anche quelli psicologici e immateriali. Il cancro è un'equazione che contiene tutti questi elementi.

In che misura l'ego personale contribuisce all'insorgenza del cancro? Dovremmo esaminare tale questione sulla scala dell'ego collettivo. Secondo voi, qual è la percentuale di tumori che nascono dalle scelte che l'ego collettivo ha fatto nel corso dell'evoluzione?

Letture consigliate

C. Pert, *Molecules of Emotion*, Scribner, 1997, trad. it., *Molecole di emozioni*, Tea, Milano, 2011[26].

L. McTaggart, *The Field*, Harper Perennial, 2002, trad. it., *Il campo del punto zero. Alla scoperta della forza segreta dell'universo*, Macro Edizioni, Cesena, 2004[13].

D. Servan-Schreiber, *On peut se dire au revoir plusieurs fois*, Éditions Robert Laffont, 2011, trad. it. *Ho vissuto più di un addio*, Sperling & Kupfer, Milano, 2011[40].

Conclusioni

La crisi di guarigione è un periodo di regressione, il che significa che in realtà avviene un processo di ritorno alla salute, verso la condizione originaria dell'essere.

– Ippocrate

Il cancro è una malattia multifattoriale che chiama in causa le interazioni tra i nostri geni e l'ambiente. Mentre una volta eravamo concentrati esclusivamente sulla dimensione fisica del cancro, ora abbiamo capito che il mondo fisico è solo la punta dell'iceberg, la manifestazione ultima di un mondo essenzialmente immateriale. I nuovi strumenti della scienza consentono di comprendere che i geni non fanno il nostro destino. Con un catalogo di sequenze biologiche e con test sempre più rapidi, i ricercatori ora possono identificare il loro funzionamento attraverso l'emissione di segnali provenienti dall'ambiente interno ed esterno. Modificando la nostra visione del cancro, possiamo vedere che gli elementi non fisici in cui siamo immersi hanno un'influenza anche sulla nostra salute.

Il cancro si verifica quando il nostro equilibrio cellulare vacilla. Anche la cellula vivente che sta dentro di noi reagisce alla sofferenza secondo una modalità di sopravvivenza.

Le emozioni negative nascono dalla paura e favoriscono la secrezione di ormoni come l'adrenalina che, a lungo andare, danneggiano il corpo. Oltre ad attivare le cellule cancerogene, la paura indebolisce il sistema immunitario e modifica il DNA.

Col tempo, i ritmi di vita e le reazioni agli eventi quotidiani minano la nostra salute. A volte gli avvenimenti tragici e difficili ci imprigionano mediante la sofferenza, la paura, il continuo analizzare, il materialismo, il giudizio o la lotta per il potere, corsa futile che ci allontana dalla felicità, dalla creatività, dalla spontaneità, dal vero amore e dalla capacità di ascoltare i nostri bisogni; questi ultimi esistono solo nel momento presente, quando ci sentiamo in comunione con l'ambiente.

Un ottimo modo per prevenire il cancro è, quindi, imparare a gestire la paura o lo "stress", saper ascoltare le emozioni e controllare l'ego. Così facendo eviteremo i fattori cancerogeni come il fumo, la carenza di sonno, la cattiva alimentazione, l'alcolismo, la mancanza di attività fisica e la paura dei medici e miglioreremo in tal modo anche il nostro sistema immunitario, soprattutto le cellule NK che combattono in modo specifico il cancro. Esistono emozioni diverse per ciascun tipo di cancro? Forse, ma trovo difficile giungere a una conclusione del genere, poiché non vi è accordo sulla definizione delle emozioni; è un argomento che meriterebbe di essere indagato a fondo per le implicazioni che ha in questa malattia.

Siamo tutti individui distinti, ma la voce della coscienza ci dice che siamo connessi al resto dell'universo. Siamo quindi una dualità. L'universo cui siamo correlati è sia materiale sia immateriale. Per contro, l'ego, che ha una notevole influenza sul nostro ruolo nella società, ci impedisce di comprenderlo completamente. È anche curioso osservare che le cellule cancerogene, separate dal loro ambiente, hanno un comportamento che assomiglia a quello dell'ego.

Il nemico era in noi.

– Dal film *Platoon* di Oliver Stone

Il cancro insorge per una modificazione del programma genetico delle cellule, basato su informazioni che vengono dall'ambiente. L'ambiente siamo noi, voi e io. Dobbiamo prendere coscienza delle cause del cancro, individualmente e collettivamente. Le nostre scelte come individui o come società modificano le condizioni delle cellule; creiamo tempeste e disastri. Abbiamo inquinato e inquiniamo il nostro ambiente ogni giorno per via della nostra incoscienza: inquinamento atmosferico, acustico, alimentare, elettromagnetico. A causa del nostro stile di vita e delle emozioni generate dai nostri ritmi frenetici, siamo costantemente bombardati dagli agenti cancerogeni che noi stessi introduciamo nell'ambiente e che gradualmente ci portano all'autodistruzione.

Se consideriamo il cancro come un meccanismo di sopravvivenza radicato in ogni cellula, come un codice arcaico individualista, ci rendiamo conto che la nostra coscienza potrebbe essere direttamente implicata, permettendoci di essere attenti alle esigenze del corpo, sia fisiche, sia emotive, sia spirituali. Essa modula il nostro ambiente e quello delle nostre cellule; influisce su tutti i fattori dell'equazione del cancro. Le alterazioni epigenetiche possono essere modulate o venire trasmesse alle generazioni future. Siamo in grado di influenzare tutto con la nostra coscienza.

La guerra è un processo governato dall'ego e il cancro è una condizione che esiste fin dalla notte dei tempi. Tuttavia, notiamo che, da quando abbiamo dichiarato guerra al cancro, la situazione è peggiorata. Quando un animale viene attaccato, adotta una modalità di sopravvivenza, poiché si deve salvare dall'ambiente che lo minaccia. L'Organizzazione Mondiale della Sanità prevede un aumento del 50% dell'incidenza del cancro da qui al 2020[1]. Se vogliamo fermare questa epidemia e invertire la rotta, abbiamo bisogno di ampliare l'orizzonte delle attuali conoscenze. Una vera cura non comporta una guerra, perché la guerra è contro la pace. Per fare la pace, dobbiamo intervenire alla fonte del problema e non sulle sue ripercussioni. Il cancro non è una condizione acuta, come una frattura ossea; è una condizione insidiosa, come la proliferazione delle erbe infestanti. Con i trattamenti attuali estirpiamo le erbacce, ma un ottimo modo per eliminarle sarebbe prenderci cura della terra in cui le radici crescono.

Pertanto, il cancro non deve essere considerato un problema, piuttosto una difficoltà[2]. La paura di questa malattia, radicata nelle nostre credenze e diffusa nel mondo, ci impedisce di trovare una soluzione e non fa che aumentare il rischio di svilupparla. Le terapie mediche sono ottime per trattare i tumori avanzati, e sono fiero, come oncologo, di contribuire allo sviluppo di strategie che le migliorino, ma tali terapie combattono solo una manifestazione finale, senza affrontarne le cause.

Gran parte del lavoro di prevenzione tocca a ciascuno di noi. Siamo esseri multidimensionali e così possiamo scegliere come singoli individui e come collettività di adottare uno stile di vita che ci permetta di accrescere il nostro benessere e di prevenire il cancro con maggiore efficacia. Facendo determinate scelte nell'ambito fisico, emotivo e spirituale, possiamo ridurre la quantità di fertilizzante che distribuiamo sulle erbacce e così prevenire il cancro o aumentare l'efficacia dei trattamenti medici.

Poiché i metodi illustrati in questo libro agiscono su questo terreno, annullano il limite tra prevenzione e trattamento. Dato l'impatto del cancro e dei suoi costi, è il momento di aumentare i programmi di educazione preventiva in tutti i settori, comprese le scuole e le imprese, con il solo scopo di diventare più consapevoli e più connessi[3-4]. La coscientizzazione dovrebbe riguardare tutti gli elementi di rischio di cancro già individuati, compresi quelli discussi in questo libro. È impossibile tentare di estinguere un incendio alimentandolo al tempo stesso; è molto più sensato cessare di alimentarlo.

Secondo uno studio pubblicato nel famoso *Journal of the American Medical Association*, gli effetti collaterali dei farmaci sono una delle più importanti cause di morte negli ospedali degli Stati Uniti[5]. Altri autori indicano che le malattie iatrogene (dovute a effetti secondari dei farmaci) sarebbero la terza causa di morte[6]. Eppure, l'assunzione di farmaci come gli antidepressivi è in costante aumento. Nel 2008 i medici del Québec hanno fatto undici milioni di prescrizioni di antidepressivi per una popolazione di meno di otto milioni di persone, per un totale di 341.418.068 dollari[7].

Diversamente dai trattamenti medici, l'utilizzo di strumenti che ci rendano più coscienti è gratuito e non ha effetti collaterali; al contrario, queste tecniche a disposizione di tutti hanno effetti secondari incredibilmente positivi!

Gli aspetti emotivi, fisici e spirituali devono essere considerati in una prospettiva di salute più ampia che tenga conto delle esigenze degli individui, della loro famiglia, della loro cultura e del loro ambiente. È essenziale stabilire programmi di sostegno emotivo e spirituale in tutti i centri oncologici, perché questi metodi, estremamente efficaci, completano i trattamenti medici; fanno inoltre parte delle nuove tendenze terapeutiche mondiali[8-24] presenti nei grandi centri oncologici[25-26]. Il futuro dell'oncologia risiede in terapie che uniscono trattamenti basati su farmaci oncologici mirati, ad altri che considerano l'uomo in tutte le sue sfaccettature.

L'obiettivo finale non è di diventare immortali, ma di vivere una vita felice, in perfetta comunione: la salute ne sarà l'esito naturale. Anche le nostre aspettative sono un ostacolo significativo per la nostra salute. Seguendo da vicino i consigli contenuti in questo libro, annulliamo il rischio di ammalarci di cancro? Non del tutto. I non fumatori non sono immuni dal cancro alle vie respiratorie e nessuno è al riparo dalle varie forme di inquinamento ambientale. Viviamo in un mondo che è sempre più contaminato da sostanze cancerogene presenti nell'aria, nell'acqua, sotto le nostre scarpe e che possono anche passare attraverso i muri. Se la malattia si manifesterà comunque, almeno potrete dire di non aver gettato benzina sul fuoco.

Per i pazienti ammalati di cancro, i consigli dati agiranno in sinergia con il trattamento medico permettendo di controllare la malattia in modo che il suo corso sia più benigno. Permetteranno loro anche di riprendere il controllo sul proprio destino, di giocare un ruolo attivo nella terapia, promuovendo il ritorno alla salute.

Dieci anni fa questo libro non avrebbe mai visto la luce, perché non disponevamo ancora di sufficienti prove scientifiche a sostegno delle nostre ipotesi. Le conclusioni qui presentate sono il risultato di ricerche condotte in molti paesi. Stiamo assistendo a un risveglio planetario. La rivoluzione scientifica attuale ci restituisce l'ottimismo che ci era stato tolto dall'arida visione del secolo scorso, che concepiva l'individuo come separato dall'universo e governato dall'automatismo dei nostri geni. Al contrario, siamo parte di un tutto più grande e il nostro destino è nelle mani della nostra coscienza collettiva e individuale. L'intero universo è governato da leggi comuni e non ha alcun senso imporre i nostri desideri alla natura, senza tenere conto di queste leggi. In un certo senso il cancro si manifesta quando ci stacchiamo dalla nostra natura intima e dalla natura che ci circonda. E questo avviene... attraverso i geni.

Questa rivoluzione scientifica richiede un'integrazione delle teorie sul cancro e pone fine al dualismo tra scienza e coscienza, che tornano a essere nuovamente unite.

Epilogo

Gli studiosi del passato, come Leonardo da Vinci, Platone e Newton, erano dei "generalisti" della vita: erano filosofi, artisti, matematici e astronomi. Avevano una visione generale delle conoscenze e hanno contribuito all'evoluzione del mondo. Con la moltiplicazione dei saperi e delle popolazioni sulla terra, abbiamo assistito alla nascita di una nuova razza di scienziati: gli specialisti. Ogni specialista contribuisce a scavare il tunnel delle conoscenze nel suo campo, cioè una diramazione di tale tunnel. Il tronco della verità ora è diviso in rami. L'evoluzione scientifica del secolo scorso ha suddiviso il campo della scienza in diverse specialità, ma non ha promosso l'integrazione delle conoscenze accumulate. Nessun cervello gigante ha raggruppato tutti questi cervelli specializzati, perché il cervello razionale considera solo i dettagli. Ora, i rami soli non possono vivere senza il tronco e le radici. Molte persone difendono la propria verità, ma troppo pochi difendono la verità. Questa verità è la somma di tutte le verità.

La coscienza ci permette di tornare alla sorgente, al tronco principale delle singole verità. Il progresso è possibile solo con l'evoluzione della coscienza.

Il vostro cuore conosce in silenzio i segreti dei giorni
e delle notti.
Ma l'orecchio anela ad ascoltare la voce della conoscenza
nei vostri cuori.
Vorreste esprimere ciò che avete sempre pensato.
Vorreste toccare il corpo nudo dei vostri sogni.
Ed è bene lo sappiate:
la sorgente segreta racchiusa nella vostra anima deve un giorno
scaturire e, mormorando, fluire verso il mare;
e ai vostri occhi si svelerà il tesoro della vostra immensità.
Ma non con la bilancia peserete questo tesoro sconosciuto;
e non sondate con l'asta o lo scandaglio le profondità
della vostra conoscenza,
poiché il vostro io è un infinito e sconfinato mare.
Non dite: "Ho trovato la verità" ma piuttosto:
"Ho trovato una verità".
Non dite: "Ho trovato il sentiero dell'anima", dite piuttosto:
"Sul mio sentiero ho incontrato l'anima in cammino".
Poiché l'anima cammina su tutti i sentieri.
L'anima non va lungo una linea, né cresce come una canna.
L'anima si dispiega in mille petali come un fiore di loto.

Khalil Gibran, *Il Profeta*

Ringraziamenti

Voglio ringraziare tutti coloro che mi hanno sostenuto durante la stesura di questo libro: mia moglie, la mia famiglia, i miei amici, i miei colleghi, i miei insegnanti, soprattutto i pazienti che, intervistati nel pubblico interesse, hanno accettato di condividere con me una parte intima di se stessi.

Note bibliografiche

Prefazione

1. Abrams D., Weil A., *Integrative Oncology*, Oxford University Press, 2009.
2. Antoni M.H., "The influence of bio-behavioural factors on tumour biology: pathways and mechanisms", *Nature Reviews Cancer*, 6(3): 240-8, marzo 2006, www.ncbi.nlm.nih.gov/pubmed/21094927#%23.
3. Costanzo E.S., "Biobehavioral influences on cancer progression, *Immunology and Allergy Clinics of North America*, 31(1): 109-32, febbraio 2011, www.ncbi.nlm.nih.gov/pubmed/21094927#%23.
4. Armaiz-Pena G.N., "Neuroendocrine modulation of cancer progression", *Brain Behavior, and Immunity*, 23(1): 10-5, gennaio 2009.
5. Thaker P.H., "Neuroendocrine influences on cancer biology", *Seminars in Cancer Biology*, 18(3): 164-70, giugno 2008, www.ncbi.nlm.nih.gov/pubmed/18201896#%23.
6. Moreno-Smith M., "Impact of stress on cancer metastasis", *Future Oncology*, 6(12): 1863-81, dicembre 2010, www.ncbi.nlm.nih.gov/pubmed/21142861#%23.
7. Shahzad M.M., "Stress effects on FosB- and interleukin-8 (IL8)-driven ovarian cancer growth and metastasis", *The Journal of Biological Chemistry*, 285(46): 35462-70, 12 novembre 2010, www.ncbi.nlm.nih.gov/pubmed/20826776#%23.
8. Sood A.K., "Stress hormone-mediated invasion of ovarian cancer cells", *Clinical Cancer Research*, 12(2): 369-75, 15 gennaio 2006, www.ncbi.nlm.nih.gov/pubmed?term=Stress%20hormone-mediated%20sood%202006%23%23.
9. Gidron Y., "Influence of stress and health-behaviour on miRNA expression", *Molecular Medicine Reports*, 3(3): 455-7, maggio-giugno 2010, www.ncbi.nlm.nih.gov/pubmed/21472261#%23.
10. Chida Y, "Do stress-related psychosocial factors contribute to cancer incidence and survival?", *Nature Clinical Practice Oncology*, 5(8): 466-75, agosto 2008, www.ncbi.nlm.nih.gov/pubmed/18493231#%23.
11. Andersen B.L., "Psychological intervention improves survival for breast cancer patients: a randomized clinical trial", *Cancer*, 113(12): 3450-8, 15 dicembre 2008, www.ncbi.nlm.nih.gov/pubmed/19016270#%23.
12. Andersen B.L., "Biobehavioral, immune, and health benefits following

recurrence for psychological intervention participants", *Clinical Cancer Research*, 16(12): 3270-8, 15 giugno 2010, www.ncbi.nlm.nih.gov/pubmed/20530702#%23.
13. Deng G., "Integrative cancer care in a US academic cancer centre: The Memorial Sloan-Kettering Experience", *Current Oncology*, suppl. 2, s108, es68-7, 15 agosto 2008, www.ncbi.nlm.nih.gov/pubmed/18769574#%23.
14. Elkins G., "Mind-body therapies in integrative oncology", *Current Treatment Options in Oncology*, 11(3-4): 128-40, dicembre 2010, www.ncbi.nlm.nih.gov/pubmed/21116746#%23.
15. Wesa K., "Integrative oncology: complementary therapies for cancer survivors", *Hematology/Oncology Clinics of North America*, 22(2): 343-53, viii, aprile 2008, www.ncbi.nlm.nih.gov/pubmed/18395154#%23.
16. Richardson M.A., "Complementary/alternative medicine use in a comprehensive cancer center and the implications for oncology", *Journal of Clinical Oncology*, 18(13): 2505-14, luglio 2000, www.ncbi.nlm.nih.gov/pubmed/10893280#%23.
17. Kligler B., "Cost savings in inpatient oncology through an integrative medicine approach", *The American Journal of Managed Care*, 17(12): 779-84, dicembre 2011, www.ncbi.nlm.nih.gov/pubmed/22216749#%23.

Introduzione

1. Becker R.O., Selden G., *The Body Electric*, Harper, 1998.

Capitolo 2

1. Dvorak H.F., "Tumors: wounds that do not heal. Similarities between tumor stroma generation and wound healing", *New England Journal of Medicine*, vol. 315, n. 26, pagg. 1650-1659, 1986.
2. Harach H.R., "Occult papillary carcinoma of the thyroid. A 'normal' finding in Finland. A systematic autopsy study", *Cancer*, vol. 56, n. 3, pagg. 531-538, 1985.
3. Servan-Schreiber D., *Anticancer. Prévenir et lutter grâce à nos défenses naturelles*, Robert Laffont, 2007, trad. it., *Anticancro. Prevenire e combattere i tumori con le nostre difese naturali – I riflessi anticancro giorno dopo giorno*, 2 vol., Sperling & Kupfer, Milano, 2009.

Capitolo 3

1. Simonton C., *L'aventure d'une guérison*, Belfond, 1993, trad. it., *L'avventura di una guarigione*, Amrita, Torino, 2006.
2. LeShan L., *Cancer as a turning point*, E.P. Dutton, 1990.
3. LeShan L., "An Emotional Life-History Pattern Associated With Neoplastic Disease", *Annals of the New York Academy of Sciences*, vol. 125, n. 3, pagg. 780-793, 21 gennaio 1966.
4. LeShan L., Reznikoff M.A., "A Psychological Factor Apparently Associated With Neoplastic Disease", *Journal of Abnormal and Social Psychology*, vol. 60, pagg. 439-440, maggio 1960.

5. LeShan L., "Psychological States as Factors in the Development of Malignant Disease: A Critical Review", *Journal of the National Cancer Institute,* vol. 22, n. 1, pagg. 1-18, gennaio 1959.
6. Bahnson C.B., Bahnson M.B., "Role of the Ego Defenses: Denial and Repression in the Etiology of Malignant Neoplasm", *Annals of the New York Academy of Sciences,* vol. 125, n. 3, pagg. 827-845, 21 gennaio 1966.
7. Reiser M., "Psychophysiological Aspects of Cancer. Retrospects and Prospects", *Annals of the New York Academy of Sciences,* vol. 125, n. 3, pagg. 1028-1055, 21 gennaio 1966.
8. Reich W., *The Cancer Biopathy,* Farrar, Straus and Giroux, 1971.
9. Guinée R., *Les maladies, mémoires de l'évolution,* Éditions Amyris, 2004.
10. Moirot M., *Origine des cancers,* édition numérique.
11. Thomas C.B., Greenstreet R.L., in "Psychobiological characteristics in youth as predictors of five disease states: suicide, mental illness, hypertension, coronary heart disease and tumor", *Johns Hopkins Medical Journal,* vol. 132, n. 1, pagg. 16-43, gennaio 1973.
12. Thomas C.B., Duszynski K.R., "Closeness to parents and the family constellation in a prospective study of five disease states: suicide, mental illness, malignant tumor, hypertension, and coronary heart disease", *Johns Hopkins Medical Journal,* vol. 134, n. 5, pagg. 251-270, maggio 1974.
13. Thomas C.B., Duszynski K.R., Shaffer J.W., "Family attitudes reported in youth as potential predictors of cancer", *Psychosomatic Medicine,* vol. 41, n. 4, pagg. 287-302, giugno 1979.
14. Harrower M., Thomas C.B., Altman A., "Human figure drawings in a prospective study of six disorders: hypertension, coronary heart disease, malignant tumor, suicide, mental illness, and emotional disturbance", *The Journal of Nervous and Mental Disease,* vol. 161, n. 3, pagg. 191-199, settembre 1975.
15. Grossarth-Maticek R., "Psychosocial factors as strong predictions of mortality from cancer, ischemic heart disease and stroke: Yugoslav Prospective Study", *Journal of Psychosomatic Research,* vol. 29, pagg. 167-176, 1985.
16. Grossarth-Maticek R., "Cancer and family structure", *Familiendynamik,* vol. 21, n. 4, pagg. 294-318, 1976.
17. Grossarth-Maticek R., "Prophylactic effects of psychoanalysis on cancer-prone probands, as compared with control groups and behaviour therapy groups", *Journal of Behavior Therapy and Experimental Psychiatry,* vol. 21, n. 2, pagg. 91-99, 1990.
18. Grossarth-Maticek R., "Sport activity and personality as elements in preventing cancer and coronary heart disease", *Perceptual and Motor Skills,* vol. 71, pagg. 199-209, 1990.
19. Grossarth-Maticek R., "Creative novation behaviour therapy as a prophylactic treatment for cancer and coronary heart disease: Part I – Description of treatment", *Behavior Research and Therapy,* vol. 29, n. 1, pagg. 1-16, 1991.
20. Grossarth-Maticek R., "Creative novation behaviour therapy as a

prophylactic treatment for cancer and coronary heart disease: Part II – Effects of treatment", *Behavior Research and Therapy*, vol. 29, n. 1, pagg. 17-31, 1991.
21. Grossarth-Maticek R., "Interaction of psychosocial and physical risk factors in the causation of mammary cancer, and its prevention through psychological methods of treatment", *Journal of Clinical Psychology*, vol. 56, n. 1, pagg. 33-50, 2000.
22. Grossarth-Maticek R., Eysenck H.J., "Length of survival and lymphocyte percentage in women with mammary cancer as a function of psychotherapy", *Psychological Reports*, vol. 65, n. 1, pagg. 315-321, agosto 1989.
23. Grossarth-Maticek R., Frentzel-Beyme R., Becker N., "Cancer risks associated with life events and conflicts solution", *Cancer Detection and Prevention*, vol. 7, pagg. 201-209, 1984.
24. Eysenck H.J., "Health's character", *Psychology Today*, vol. 22, pagg. 28-32, dicembre 1989.
25. Spiegel D. et al., "The effect of psychosocial treatment on survival of patients with metastatic breast cancer", *Lancet*, vol. II, n. 8668, pagg. 888-891, 14 ottobre 1989.
26. Simonton O.C., *Getting Well Again*, Tarcher, Los Angeles, 1978, trad. it., *Ritorno alla salute*, Amrita, Torino, 2005.
27. Simonton C., *L'aventure d'une guérison*, Belfond, 1993, trad. it., *L'avventura di una guarigione*, Amrita, Torino, 2006.
28. Simonton O.C., "Psychological Intervention Treatment of Cancer", *Psychosomatics*, vol. 21, n. 3, pagg. 231-233, 1980.
29. Evans E., *A Psychological Study of Cancer*, Dodd, Mead, 1926.
30. Blumberg E.M., "Results of psychological testing of cancer patients", *The Psychological Variables in Human Cancer*, University of California Press, Berkeley and Los Angeles, pagg. 30-61, 1954.
31. Reznikoff M., "Psychological factors in breast cancer: A preliminary study of some personality trends in patients with cancer of the breast", *Psychosomatic Medicine*, vol. 17, pagg. 96-108, 1955.
32. Klopfer B., "Psychological variables in human cancer", *Journal of Projective Techniques*, vol. 21, pagg. 331-340.
33. Greene W.A., "Psychological factors and reticuloendothelial disease", *Psychosomatic Medicine*, vol. 20, pagg. 124-144.
34. Klissen D.M., *Lung cancer, inhalation and personality: Psychosomatic aspects of neoplastic disease*, J.B. Lippincott, Philadelphia, 1963.
35. Schmale A.H., Iker H., "The psychological setting of uterine cervical cancer", *Annals of the New York Academy of Sciences*, vol. 125, pagg. 807-813, 1966.
36. Giovacchini P.L., Muslin H., "Ego equilibrium and cancer of the breast", *Psychosomatic Medicine*, vol. 27, n. 6, novembre-dicembre 1965, pagg. 524-532.
37. Derogatis L., "Psychological coping mechanisms and survival time in metastatic breast cancer", *Journal of the American Medical Association*, vol. 242, pagg. 1504-1508, 1979.
38. Dattore P.J., "Premorbid personality differentiation of cancer and

noncancer groups: A test of the hypothesis of cancer proneness", *Journal of Consulting and Clinical Psychology*, vol. 48, pagg. 388-394, 1980.

39. Greer S., "Cancer and the Mind", *Social Science & Medicine*, vol. 20, pagg. 771-853, 1985.
40. Pettingale K.W., "Mental attitude to cancer: An additional prognostic factor", *Lancet*, vol. 1, pag. 750, 1985.
41. Temoshok L., "Personality, coping style, emotions and cancer: Towards an integrative model", *Cancer Surveys*, vol. 6, n. 3, pagg. 545-567, 1987.
42. Redd W.H., Jacobsen P.B., "Emotions and cancer: New perspectives on an old question", *Cancer*, vol. 62, pagg. 1871-1879, 1988.
43. Levy S.M., "Survival hazards analysis in first recurrent breast cancer patients: Seven-year follow-up", *Psychosomatic Medicine*, vol. 50, n. 5, pagg. 520-528, 1998.
44. Smith E., "Fighting cancerous feelings", *Psychology Today*, pagg. 22-23, maggio 1988.
45. Gross J., "Emotional expression on cancer onset and progression", *Social Science & Medicine*, vol. 28, n. 12, pagg. 1238-1248, 1989.
46. Stein S., Linn M.W., Stein E.M., "Psychological correlates of survival in nursing home cancer patients", *Gerontologist*, vol. 29, n. 2, pagg. 224-228, aprile 1989.
47. Zevon M.A., Corn B., *Annual Congress of the American Psychological Association*, Boston, 1990.
48. Linkins R.W., Comstock G.W., "Depressed mood and development of cancer", *American Journal of Epidemiology*, vol. 132, n. 5, pagg. 962-972, 1990.
49. Jasmin C., Le M.G., Marry P., Herzberg R., "Evidence for a link between certain psychological factors and the risk of breast cancer in a case-control study", *Annals of Oncology*, vol. 1, pagg. 22-29, 1990.
50. Brissette Y., "Le cancer: Au-delà des idées reçues", *La filière émotionnelle, Psychologie préventive*, vol. 19, pagg. 15-21, 1991.
51. Baltrusch H.J., Stangel W., Titze I., "Stress, cancer and immunity. New developments in biopsychosocial and psychoneuroimmunologic research", *Acta Neurologica (Napoli)*, vol. 13, n. 4, pagg. 315-327, agosto 1991.
52. Fawzy F.J., Kemeny M.E., Fawzy N.W. et al., "A structured psychiatric intervention for cancer patients: II. Changes over time in immunological measures", *Archives of General Psychiatry*, vol. 47, n. 8, pagg. 729-735, agosto 1990.
53. Fawzy F.J., Fawzy N.W., Hyun C.S. et al., "Malignant melanoma: Effects of an early structured psychiatric intervention, coping and affective state on recurrence and survival 6 years later", *Archives of General Psychiatry*, vol. 50, n. 9, pagg. 681-689, settembre1993.
54. Fox C.M., Harper A.P., Hyner G.C., Lyle M., "Loneliness, emotional repression, marital quality, and major life events in women who develop breast cancer", *Journal of Community Health*, vol. 19, n. 6, pagg. 467-482, dicembre 1994.
55. Bryla C.M., "The relationship between stress and the development of

breast cancer: A literature review", *Oncology Nursing Forum,* vol. 23, n. 3, pagg. 441-448, aprile 1996.
56. Penninx B.W. et al., "Chronically depressed mood and cancer risk in older persons", *Journal of the National Cancer Institute,* vol. 90, n. 24, pagg. 1888-1893, 16 dicembre 1998.
57. Faller H., "Coping, distress and survival among patients with lung cancer", *Archives of General Psychiatry,* vol. 56, pagg. 756-762, 1999.
58. Walker L.G., "Psychological factors can predict the response to primary chemotherapy in patients with locally advanced breast cancer", *European Journal of Cancer,* vol. 35, n. 13, pagg. 1783-1788, dicembre 1999.
59. Watson M., "Influence of psychological response on survival in breast cancer: A population-based cohort study", *Lancet,* vol. 354, n. 9187, pagg. 1331-1336, 1999.
60. Reynaert C., "Psychogenèse du cancer: Entre mythes, abus et réalité", *Bulletin du cancer,* vol. 87, n. 9, pagg. 655-664, 2000.
61. Price M.A., "The role of psychosocial factors in the development of breast carcinoma: Part II. Life event stressors, social support, defense style, and emotional control and their interactions", *Cancer,* vol. 91, n. 4, pagg. 686-697, 2001.
62. Brown K., "Psychological distress and cancer survival: A follow-up 10 years after diagnosis", *Psychosomatic Medicine,* vol. 65, pagg. 636-643, 2003.
63. Lillberg K. et al., "Stressful life events and risk of breast cancer in 10.808 women: A cohort study", *American Journal of Epidemiology,* vol. 157, n. 5, pagg. 415-423, 1 marzo 2003.
64. Reiche E.M.V., "Stress, depression, the immune system, and cancer", *Lancet Oncology,* vol. 5, n. 10, pagg. 617-625, 2004.
65. Cunningham A.J., Watson K., "How psychological therapy may prolong survival in cancer patients: New evidence and a simple theory", *Integrative Cancer Therapies,* vol. 3, n. 3, pagg. 214-229, settembre 2004.
66. Ornish D., "Intensive lifestyle changes may affect the progression of prostate cancer", *Journal of Urology,* vol. 174, n. 3, pagg. 1065-1069, pagg. 9-70, 2005.
67. Ollonen P., Lehtonen J., Eskelinen M., "Coping and defending as risk factors for breast cancer in patients with breast disease: A prospective case-control study in Kuopio, Finland", *Anticancer Research,* vol. 25, n. 6C, pagg. 4623-4630, novembre-dicembre 2005.
68. Nakaya N. et al.,"Personality traits and cancer survival: A Danish cohort study", *British Journal of Cancer,* vol. 95, n. 2, pagg. 146-152, 17 luglio 2006 (pubblicazione elettronica: 4 luglio 2006).
69. Beresford T., "Cancer survival probability as a function of ego defense (adaptive) mechanisms versus depressive symptoms", *Psychosomatics,* vol. 47, pagg. 247-253, 2006.
70. Nagano J., "A prospective japanese study of the association between personality and the progression of lung cancer", *Annals of Internal Medicine,* vol. 45, n. 2, pagg. 57-63, 2006.
71. Zozulya A.A., Gabaeva M.V., Sokolov O.Y. et al., "Personality, coping style,

and constitutional neuroimmunology", *Journal of Immunotoxicology*, vol. 5, n. 2, pagg. 221-225, aprile 2008.
72. Tran E., Rouillon F., Loze J.Y. et al., "Cancer mortality in patients with schizophrenia: An 11-year prospective cohort study", *Cancer*, vol. 115, n. 15, pagg. 3555-3562, 1 agosto 2009.
73. Sanzo M., Colucci R., Arunachalam M. et al., "Stress as a possible mechanism in melanoma progression", *Dermatology Research and Practice*, vol. 2010, pagg. 483-493, 15 marzo 2010 (pubblicazione elettronica: 27 maggio 2010).
74. Giese-Davis J., Collie K., Rancourt K.M. et al., "Decrease in depression symptoms is associated with longer survival in patients with metastatic breast cancer: a secondary analysis", *Journal of Clinical Oncology*, vol. 29, n. 4, pagg. 413-420, 1 febbraio 2011 (pubblicazione elettronica: 13 dicembre 2010).
75. Banyan C.D., *The Secret Language of Feelings: A Rational Approach to Emotional Mastery*, Banyan Hypnosis Center, 2002.
76. Ader R., *Psychoneuroimmunology*, Academic Press, 1926.
77. Lutgendorf S.K., "Social support, psychological distress, and natural killer cell activity in ovarian cancer", *Journal of Clinical Oncology*, vol. 23, n. 28, pagg. 7105-7113, 2005.
78. Marucha P.T., "TNF-alpha levels in cancer patients relate to social variables", *Brain, Behavior, and Immunity*, vol. 19, n. 6, pagg. 521-525, novembre 2005.
79. Glaser R., "Stress depresses interferon production by leukocytes concomitant with a decrease in Natural Killer Cell Activity", *Behavioral Neuroscience*, vol. 199, pagg. 675-678.
80. Levy S., "Correlation of stress factors with sustained depression of natural killer cell activity and predicted prognosis in patients with breast cancer", *Journal of Clinical Oncology*, vol. 5, n. 3, pagg. 348-353, 1987.
81. Irwin M., Daniels M., Risch S.C. et al., "Plasma cortisol and natural killer cell activity during bereavement", *Biological Psychiatry*, vol. 24, n. 2, pagg. 173-178, giugno 1988.
82. Ben-Eliyahu S., "Suppression of NK cell activity and of resistance to metastasis by stress: A role for adrenal catecholamines and beta-adrenoceptors", *Neuroimmunomodulation*, vol. 8, n. 3, pagg. 154-164, 2000.
83. Kiecolt-Glaser J.K., "Psycho-oncology and cancer: Psychoneuroimmunology and cancer", *Annals of Oncology*, vol. 13, suppl. 4, pagg. 165-169, 2002.
84. Cohen M., Pollack M., "Mothers with breast cancer and their adult daughters: The relationship between mothers' reaction to breast cancer and their daughters' emotional and neuroimmune status", *Psychosomatic Medicine*, vol. 67, n. 1, pagg. 64-71, gennaio-febbraio 2005.
85. Kovács Z.A., Puskás L.G., Juhász A. et al., "Hypnosis upregulates the expression of immune-related genes in lymphocytes", *Psychotherapy and Psychosomatics*, vol. 77, n. 4, pagg. 257-259, 2008 (pubblicazione elettronica: 25 aprile 2008).
86. Hall H.R., "Hypnosis and the immune system: A review with implications for cancer and the psychology of healing", *American Journal of Clinical Hypnosis*, vol. 25, nn. 2-3, pagg. 92-103, ottobre 1982-gennaio 1983.

87. Kiecolt-Glaser J.K., Glaser R., Wiliger D. et al., "Psychosocial enhancement of immunocompetence in a geriatric population", *Health Psychology*, vol. 4, pagg. 25-41, 1985.
88. Kiecolt-Glaser J.K., Glaser R., "Psychoneuroimmunology: Can psychological interventions modulate immunity?", *Journal of Consulting and Clinical Psychology*, vol. 60, pagg. 569-575, 1992.
89. Bennett M.P., "The effect of mirthful laughter on stress and natural killer cell activity", *Alternative Therapies in Health and Medicine*, vol. 9, n. 2, pagg. 38-45, marzo-aprile 2003.
90. Berk L., "Humor associated laughter decreases cortisol and increases spontaneous lymphocyte blastogenesis", *Clinical Research*, vol. 36, pag. 435, 1988. (Estratto.)
91. Antoni M.H., "The influence of bio-behavioural factors on tumour biology: Pathways and mechanisms", *Nature Reviews Cancer*, vol. 6, n. 3, pagg. 240-248, 2006.
92. Thaker P.H., "The neuroendocrine impact of chronic stress on cancer", *Seminars in Cancer Biology*, vol. 18, n. 3, pagg. 164-170, 2008.
93. Thaker P.H., Lutgendorf S.K., Sood A.K., "The neuroendocrine impact of chronic stress on cancer", *Cell Cycle*, vol. 6, n. 4, pagg. 430-433, 15 febbraio 2007 (pubblicazione elettronica: 9 febbraio 2007).
94. Thaker P.H., Sood A.K., "The Neuroendocrine Impact of Chronic Stress on Cancer", *Seminars in Cancer Biology*, vol. 18, n. 3, pagg. 164-170, giugno 2008.
95. Shahzad M.M., Arevalo J.M., Armaiz-Pena G.N. et al., "Stress effects on FosB-and interleukin-8 (IL8)-driven ovarian cancer growth and metastasis", *The Journal of Biological Chemistry*, vol. 285, n. 46, pagg. 35.462-35.470, 12 novembre 2010 (pubblicazione elettronica: 8 settembre 2010).
96. Visintainer M.A., Volpicelli J.R., Seligman M.E., "Tumor rejection in rats after inescapable or escapable shock", *Science*, vol. 216, n. 4544, pagg. 437-439, 23 aprile 1982.
97. Yang E.V., Kim S.J., Donovan E.L. et al., "Norepinephrine upregulates VEGF, IL-8, and IL-6 expression in human melanoma tumor cell lines: Implications for stress-related enhancement of tumor progression", *Brain, Behavior, and Immunity*, vol. 23, n. 2, pagg. 267-275, febbraio 2009 (pubblicazione elettronica: 21 ottobre 2008).
98. Yang E.V., Sood A.K., Chen M. et al., "Norepinephrine up-regulates the expression of vascular endothelial growth factor, matrix metalloproteinase (MMP)-2, and MMP-9 in nasopharyngeal carcinoma tumor cells", *Cancer Research*, vol. 66, n. 21, pagg. 10.357-10.364, 1 novembre 2006.
99. Moreno-Smith M., Lu C., Shahzad M.M. et al., "Dopamine blocks stress mediated ovarian carcinoma growth", *Clinical Cancer Research*, vol. 17, n. 11, pagg. 3649-3659, 1 giugno 2011 (pubblicazione elettronica: 29 aprile 2011).
100. Lutgendorf S.K., Cole S., Costanzo E. et al., "Stress-related mediators stimulate vascular endothelial growth factor secretion by two ovarian cancer cell lines", *Clinical Cancer Research*, vol. 9, n. 12, pagg. 4514-4521, 1 ottobre 2003.
101. Sastry K.S., Karpova Y., Prokopovich S. et al., "Epinephrine protects

cancer cells from apoptosis via activation of cAMP-dependent protein kinase and BAD phosphorylation", *The Journal of Biological Chemistry*, vol. 282, n. 19, pagg. 14.094-14.100, 11 maggio 2007 (pubblicazione elettronica: 12 marzo 2007).

102. Sood A.K., Bhatty R., Kamat A.A. et al., "Stress hormone-mediated invasion of ovarian cancer cells", *Clinical Cancer Research*, vol. 12, n. 2, pagg. 369-375, 15 gennaio 2006.
103. Giraldi T., Perissin L., Zorzet S., Rapozzi V., "Rotational stress reduce the effectiveness of antitumor drugs in mice", *Annals of the New York Academy of Sciences*, vol. 741, pagg. 234-243, 1994.
104. Saul A.N., Oberyszyn T.M., Daugherty C. et al., "Chronic stress and susceptibility to skin cancer", *Journal of the National Cancer Institute*, vol. 97, n. 23, pagg. 1760-17677, dicembre 2005.
105. Jung W., Irwin M., "Reduction of natural killer cytotoxic activity in major depression: Interaction between depression and cigarette smoking", *Psychosomatic Medicine*, vol. 61, pagg. 263-270, 1999.
106. Sloan E.K., Priceman S.J., Cox B.F. et al., "The sympathetic nervous system induces a metastatic switch in primary breast cancer", *Cancer Research*, vol. 70, n. 18, pagg. 7042-7052, 15 settembre 2010 (pubblicazione elettronica: 7 settembre 2010).
107. Perron L., Bairati I., Harel F., Meyer F., "Antihypertensive drug use and the risk of prostate cancer (Canada)", *Cancer Causes and Control*, vol. 15, n. 6, pagg. 535-541, agosto 2004.
108. Algazi M., Plu-Bureau G., Flahault A. et al., "Could treatments with beta-blockers be associated with a reduction in cancer risk?", *Revue d'épidémiologie et de santé publique*, vol. 52, pagg. 53-65, 2004.
109. Feldman R., *Introduction à la psychologie. Approches contemporaines*, Chenelière-McGraw-Hill, 1993.
110. Kreinin A., Novitski D., "Association between tobacco smoking and bipolar affective disorder: Clinical, epidemiological, cross-sectional, retrospective study in outpatients", *Comprehensive Psychiatry*, 9 giugno 2011.
111. Kao Y.C., Liu Y.P., Cheng T.H., Chou M.K., "Cigarette smoking in outpatients with chronic schizophrenia in Taiwan: Relationships to socio-demographic and clinical characteristics", *Psychiatry Research*, 27 maggio 2011.
112. Acarturk C.Z., Nierkens V., "Depressive symptoms and smoking among young Turkish and Moroccan ethnic minority groups in The Netherlands: A cross-sectional study", *Substance Abuse Treatment, Prevention, and Policy*, vol. 6, n. 1, pag. 5, 17 marzo 2011.
113. Pert C., *Molecules of Emotion*, Scribner, 1997, trad. it., *Molecole di emozioni*, Tea, Milano, 2011.
114. Radin D.I., "Gut Feelings, Intuition, and Emotions: An Exploratory Study", *The Journal of Alternative and Complementary Medicine*, vol. 11, n. 1, pagg. 85-91, 2005.
115. Zipser B., Ruff M.R., O'Neil J.B. et al., "The opiate receptor: A single 110 kDa recognition molecule appears to be conserved in Tetrahymena, leech, and rat", *Brain Research*, vol. 463, n. 2, pagg. 296-304, 1 novembre 1988.

Capitolo 4

1. Descartes R., *Les principes de la philosophie*, 1644, trad. it. *I principi della filosofia*, Bollati Boringhieri, Torino, 1992.
2. Beauregard M., O'Leary D., *Du cerveau à Dieu*, Guy Trédaniel Éditeur, 2008.
3. Darwin C., *The Variation of Animals and Plants under Domestication*, 1868.
4. Darwin C., *The Origin of Species*, Simon & Schuster, 1859, trad. it., *L'origine della specie*, Rizzoli, Milano 2009.
5. Kelly R., *The Human Antenna*, Energy Psychology Press, 2008.
6. McTaggart L., *The Field*, Harper Perennial, 2002, trad. it., *Il campo del punto zero. Alla scoperta della forza segreta dell'universo*, Macro Edizioni, Cesena, 2004.
7. Grousson M., "La vie serait quantique!", *Science et Vie*, n. 1123, pag. 59, aprile 2011.
8. Church D., *The Genie in your Genes*, Energy Psychology Press, 2008, trad. it., *Medicina epigenetica. Felicità e salute attraverso la trasformazione consapevole del DNA*, Edizioni Mediterranee, Roma, 2008.
9. Dufour D., *Les tremblements intérieurs*, Les Éditions de l'Homme, 2003.
10. Braden G., *The Divine Matrix*, Hay House, 2007, trad. it. *La Matrix Divina. Un ponte tra tempo, spazio, miracoli e credenze*, Macro Edizioni, Cesena, 2007.
11. www.cbc.ca/news/health/story/2011/05/20/technology-interaxon-thought-controlled-video-games.html.
12. news.bbc.co.uk/2/hi/technology/7254078.stm.

Capitolo 5

1. Kelly R., *The Human Antenna*, Energy Psychology Press, 2008.
2. Sheldrake R., *A New Science of Life*, Icon Books, 2009.
3. Nakagaki T., "Smart behavior of true slime mold in a labyrinth", *Research in Microbiology*, vol. 152, n. 9, pagg. 767-770, novembre 2001.
4. Pershin Y.V., La Fontaine S., Di Ventra M., "Memristive model of amoeba learning", *Physical Review E*, vol. 80, n. 2, 021926-1-021926-6, agosto 2009 (publicazione elettronica: 21 agosto 2009).
5. Pert C., *Molecules of Emotion*, Scribner, 1997, trad. it., *Molecole di emozioni*, Tea, Milano, 2011.
6. Andersen U.S., *Three Magic Words*, Wilshire Book Co., 1954.
7. Darwin C., *The Variation of Animals and Plants under Domestication*, 1868.
8. Darwin C., *The Origin of Species*, Simon & Schuster, 1859, trad. it., *L'origine della specie*, Rizzoli, Milano, 2009.
9. Koonin C. et al., "Is evolution Darwinian or/and Lamarckian?", *Biology Direct*, vol. 4, p. 42, 11 novembre 2009.
10. Church D., *The Genie in your Genes*, Energy Psychology Press, 2008, trad. it., *Medicina epigenetica. Felicità e salute attraverso la trasformazione consapevole del DNA*, Edizioni Mediterranee, Roma, 2008.
11. Lichtenstein P., "Environmental and heritable factors in the causation of

cancer: Analyses of cohorts of twins from Sweden, Denmark, and Finland", *New England Journal of Medicine*, vol. 343, n. 2, pagg. 78-85, 2000.
12. Sorensen T., "Genetic and environmental influences on premature death in adult adoptees", *New England Journal of Medicine*, vol. 318, n. 12, pagg. 727-732, 1988.
13. Lipton B., *The Biology of Belief*, Hay House, 2005, trad. it., *La biologia delle credenze*, Macro Edizioni, Cesena, 2006.
14. Hitchins M.P., "Inheritance of epigenetic aberrations (constitutional epimutations) in cancer susceptibility", *Advances in Genetics*, vol. 70, pagg. 201-243, 2010.
15. Dobrovic A., Kristensen L.S., "DNA methylation, epimutations and cancer predisposition", *The International Journal of Biochemistry and Cell Biology*, vol. 41, n. 1, pagg. 34-39, gennaio 2009 (pubblicazione elettronica: 16 settembre 2008).
16. Reik W., Walter J., "Genomic imprinting: Parental influence on the genome", *Nature Reviews Genetics*, vol. 2, n. 1, pagg. 21-32, gennaio 2001.
17. Dean W.L., Kelsey G., Reik W., "Generation of monoparental embryos for investigation into genomic imprinting", *Methods in Molecular Biology*, vol. 181, pagg. 1-19, 2001.
18. Latham K.E., "Epigenetic modification and imprinting of the mammalian genome during development", *Current Topics in Developmental Biology*, vol. 43, pagg. 1-49, 1999.
19. Woodfine K., Huddleston J.E., Murrell A., "Quantitative analysis of DNA methylation at all human imprinted regions reveals preservation of epigenetic stability in adult somatic tissue", *Epigenetics Chromatin*, vol. 4, n. 1, p. 1, 31 gennaio 2011.
20. Olszewska M., Kurpisz M., "Methylation of DNA is an epigenetic modification critical for gametic imprinting", *Post py Higieny i Medycyny Do wiadczalnej*, online, vol. 64, pagg. 642-649, 7 dicembre 2010.
21. Kawai T. et al., "Gene expression signature in peripheral blood cells from medical students exposed to chronic psychological stress", *Biological Psychology*, vol. 67, n. 3, pagg. 147-155, ottobre 2007 (pubblicazione elettronica: 31 luglio 2007).
22. Ornish D. et al., "Changes in prostate gene expression in men undergoing an intensive nutrition and lifestyle intervention", *Proceedings of the National Academy of Sciences*, vol. 105, n. 24, pagg. 8369-8374, 17 giugno 2008.
23. Johnstone S. et al., "Stress and the epigenetic landscape: A link to the path biology of human diseases?", *Nature Reviews Genetics*, vol. 11, n. 11, pagg. 806-812, novembre 2010.
24. McGowan P.O., Sasaki A., Huang T.C. et al., "Promoter-wide hypermethylation of the ribosomal RNA gene promoter in the suicide brain", *PLoS One*, vol. 3, n. 5, p. 2085, 7 maggio 2008.
25. McGowan P.O., Meaney M.J., Szyf M., "Diet and the epigenetic (re) programming of phenotypic differences in behavior", *Brain Research*, vol. 1237, pagg. 12-26, 27 ottobre 2008 (pubblicazione elettronica: 29 luglio 2008).

26. Braden G., *The Divine Matrix*, Hay House, 2007, trad. it. *La Matrix Divina. Un ponte tra tempo, spazio, miracoli e credenze*, Macro Edizioni, Cesena, 2007.
27. Poulter M.O., Du L., Weaver I.C. et al., "GABAA receptor promoter hypermethylation in suicide brain: Implications for the involvement of epigenetic processes", *Biological Psychiatry*, vol. 64, n. 8, pagg. 645-652, 15 ottobre 2008 (pubblicazione elettronica: 18 luglio 2008).
28. Cwikel J.G., Gidron Y., Quastel M., "Low-dose environmental radiation, DNA damage, and cancer: The possible contribution of psychological factors", *Psychology, Health and Medicine*, vol. 15, n. 1, pagg. 1-16, gennaio 2010.
29. Mathers J.C., Strathdee G., Relton C.L., "Induction of epigenetic alterations by dietary and other environmental factors", *Advances in Genetics*, vol. 71, pagg. 3-39, 2010.
30. Mathews H.L., Janusek L.W., "Epigenetics and psychoneuroimmunology: Mechanisms and models", *Brain, Behavior, and Immunity*, vol. 25, n. 1, pagg. 25-39, gennaio 2011 (pubblicazione elettronica: 9 settembre 2010).
31. Trainor B.C., Sweeney C., Cardiff R., "Isolating the effects of social interactions on cancer biology", *Cancer Prevention Research*, vol. 2, n. 10, pagg. 843-846, ottobre 2009 (pubblicazione elettronica: 29 settembre 2009).
32. Shahzad M.M., Arevalo J.M., Sood A.K., "Stress effects on FosBand interleukin-8 (IL8)-driven ovarian cancer growth and metastasis", *The Journal of Biological Chemistry*, vol. 285, n. 46, pagg. 35.462-35.470, 12 novembre 2010 (pubblicazione elettronica: 8 settembre 2010).
33. Sanzo M., Colucci R., Arunachalam M. et al., "Stress as a possible mechanism in melanoma progression", *Dermatology Research and Practice*, vol. 2010, pagg. 483-493, 2010 (pubblicazione elettronica: 27 maggio 2010).
34. Williams J.B., Pang D., Delgado B., et al., "A model of gene-environment interaction reveals altered mammary gland gene expression and increased tumor growth following social isolation", *Cancer Prevention Research*, vol. 2, n. 10, pagg. 850-861, ottobre 2009 (pubblicazione elettronica: 29 settembre 2009).
35. Thaker P.H., Sood A.K., "Neuroendocrine influences on cancer biology", *Seminars in Cancer Biology*, vol. 18, n. 3, pagg. 164-170, giugno 2008 (pubblicazione elettronica: 8 dicembre 2007).
36. Landen Fils C.N., Lin Y.G., Armaiz-Pena G.N. et al., "Neuroendocrine modulation of signal transducer and activator of transcription-3 in ovarian cancer", *Cancer Research*, vol. 67, n. 21, pagg. 10.389-10.396, 1 novembre 2007.
37. Yang E.V., Sood A.K., Chen M. et al., "Norepinephrine up-regulates the expression of vascular endothelial growth factor, matrix metalloproteinase (MMP)-2, and MMP-9 in nasopharyngeal carcinoma tumor cells", *Cancer Research*, vol. 66, n. 21, pagg. 10.357-10.364, 1 novembre 2006.
38. Sood A.K., Bhatty R., Kamat A.A. et al., "Stress hormone-mediated invasion of ovarian cancer cells", *Clinical Cancer Research*, vol. 12, n. 2, pagg. 369-375, 15 gennaio 2006.

39. Yin D., Zhang Y., Stuart C. et al., "Chronic restraint stress modulates expression of genes in murine spleen", *Journal of Neuroimmunology*, vol. 177, nn. 1-2, pagg. 11-17, agosto 2006 (pubblicazione elettronica: 30 giugno 2006).
40. Rein H., "Emotional energetics, intuition and epigenetics research", *The Institute of HeartMath Research Center*.
41. Mathews H.L., Konley T., Kosik K.L. et al., "Epigenetic patterns associated with the immune dysregulation that accompanies psychosocial distress", *Brain Behavior, and Immunity*, vol. 55, n. 5, pagg. 830-839, luglio 2011 (pubblicazione elettronica: 10 dicembre 2010).
42. Krukowski K., Eddy J., Kosik K.L. et al., "Glucocorticoid dysregulation of natural killer cell function through epigenetic modification", *Brain Behavior, and Immunity*, vol. 25, n. 2, pagg. 239-249, febbraio 2011 (pubblicazione elettronica: 23 luglio 2010).
43. Yehuda R., "Gene expression patterns associated with posttraumatic stress disorder following exposure to the World Trade Center attacks", *Biological Psychiatry*, vol. 66, n. 7, pagg. 708-711, 1 ottobre 2009 (pubblicazione elettronica: 25 aprile 2009).
44. Hayashi T., Murakami K., "The effects of laughter on post-prandial glucose levels and gene expression in type 2 diabetic patients", *Life Sciences*, vol. 85, nn. 5-6, pagg. 185-187, 31 luglio 2009 (pubblicazione elettronica: 18 maggio 2009).
45. Cole S.W. et al., "Social regulation of gene expression in human leukocytes", *Genome Biology*, vol. 8, p. R189, 2007.
46. Adachi S., Kawamura K., Takemoto K., "Oxidative damage of nuclear DNA in liver of rats exposed to psychological stress", *Cancer Research*, vol. 53, n. 18, pagg. 4153-4155, 15 settembre 1993.
47. Berton O., McClung C.A., Dileone R.J. et al., "Essential role of BDNF in the mesolimbic dopamine pathway in social defeat stress", *Science*, vol. 311, n. 5762, pagg. 864-868, 10 febbraio 2006.
48. Wilkinson M.B., Xiao G., Kumar A. et al., "Imipramine treatment and resiliency exhibit similar chromatin regulation in the mouse nucleus accumbens in depression models", *The Journal of Neuroscience*, vol. 29, n. 24, pagg. 7820-7832, 17 giugno 2009.
49. Dusek J.A. et al., "Genomic counter-stress changes induced by the relaxation response", *PLoS One*, vol. 3, n. 7, p. 2576, 2 luglio 2008.
50. Rossi E. et al., "A pilot study of positive expectations and focused attention via a new protocol for optimizing therapeutic hypnosis and psychotherapy and assessed with DNA Microarrays: The creative psychosocial Genomic Healing experience", *Sleep and Hypnosis*, vol. 10, n. 2, pagg. 39-44, 2008.
51. McCraty R. et al., "Modulation of DNA conformation by heart-focused intention", *Institute of HeartMath Research Center*, n. 03-008, 2003.
52. Weinhold B., "Epigenetics: The Science of Change", *Environmental Health Perspectives*, vol. 114, n. 3, pagg. A160-A167, marzo 2006.
53. Willett W.C., "Balancing life-style and genomics research for disease prevention", *Science*, vol. 296, n. 5568, pagg. 695-698, 26 aprile 2002.
54. Lambert M.P., Herceg Z., "Epigenetics and cancer, 2nd IARC meeting,

Lyon, France, 6 and 7 December 2007", *Molecular Oncology*, vol. 2, n. 1, pagg. 33-40, giugno 2008 (pubblicazione elettronica: 27 marzo 2008).
55. Matthews S.G., Phillips D.I., "Transgenerational Inheritance of Stress Pathology", *Experimental Neurology*, 28 gennaio 2011.
56. Reul J.M., Chandramohan Y., "Epigenetic mechanisms in stress-related memory formation", *Psychoneuroendocrinology*, vol. 32, suppl. 1, pagg. S21-S25, agosto 2007 (pubblicazione elettronica: 17 luglio 2007).
57. Hitchins M.P., Ward R.L., "Constitutional (germline) MLH1 epimutation as an aetiological mechanism for hereditary non-polyposis colorectal cancer", *Journal of Medical Genetics*, vol. 46, pagg. 793-802, 2009.
58. Huang J., Plass C., Gerhäuser C., "Cancer Chemoprevention by Targeting the Epigenome", *Current Drug Targets*, 15 dicembre 2010.
59. Tolle E., *A New Earth: Awakening to Your Life's Purpose*, Plume, 2006, trad. it., *Un Nuovo Mondo: riconosci il vero senso della vita*, Oscar Mondadori, Milano, 2008.
60. Handel A.E., Ramagopalan S.V., "Is Lamarckian evolution relevant to medicine?", *BMC Medical Genetics*, vol. 11, p. 73, 13 maggio 2010.

Capitolo 6

1. Kelly R., *The Human Antenna*, Energy Psychology Press, 2008.
2. Braden G., *The Divine Matrix*, Hay House, 2007, trad. it. *La Matrix Divina. Un ponte tra tempo, spazio, miracoli e credenze*, Macro Edizioni, Cesena, 2007.
3. Ventegodt S., Hermansen T.D., Flensborg-Madsen T. et al., "Human development VII: A spiral fractal model of fine structure of physical energy could explain central aspects of biological information, biological organization and biological creativity", *The Scientific World Journal*, vol. 6, pagg. 1434-1440, 14 novembre 2006.
4. McTaggart L., *The Field*, Harper Perennial, 2002, trad. it., *Il campo del punto zero. Alla scoperta della forza segreta dell'universo*, Macro Edizioni, Cesena, 2004.
5. Church D., *The Genie in your Genes*, Energy Psychology Press, 2008, trad. it., *Medicina epigenetica. Felicità e salute attraverso la trasformazione consapevole del DNA*, Edizioni Mediterranee, Roma, 2008.
6. Beauregard M., O'Leary D., *Du cerveau à Dieu*, Guy Trédaniel Éditeur, 2008.
7. Turk D.J., Heatherton T.F., Kelley W.M. et al., "Mike or me? Selfrecognition in a split-brain patient", *Nature Neuroscience*, vol. 5, n. 9, pagg. 841-842, settembre 2002.
8. Turk D.J., Heatherton T.F., Macrae C.N. et al., "Out of contact, out of mind: The distributed nature of the self", *Annals of the New York Academy of Sciences*, vol. 1001, pagg. 65-78, ottobre 2003.
9. Taylor J.B., *My stroke of insight: A brain scientist's personal journey*, Viking Penguin Group, 2006.
10. Tinnin L., "The anatomy of the ego", *Psychiatry*, vol. 52, n. 4, pagg. 404-409, novembre 1989.
11. Miller L., "Brain and self: Toward a neuropsychodynamic model of

ego autonomy and personality", *Journal of the American Academy of Psychoanalysis*, vol. 19, n. 2, pagg. 213-234, estate 1991.
12. Joseph R., "The neuropsychology of development hemispheric laterality, limbic language, and the origin of thought", *Journal of Clinical Psychology*, vol. 38, n. 1, pagg. 4-33, gennaio 1982.
13. Becker R., Selden G., *The Body Electric*, Harper, 1985.
14. Tolle E., *Le pouvoir du moment présent*, J'ai lu, 2010, trad. it., *Il potere di adesso*, Armenia, Milano, 2004.
15. Tolle E., *Nouvelle Terre. L'avènement de la conscience humaine*, Ariane Éditions, 2005, trad. it., *Un Nuovo Mondo: riconosci il vero senso della vita*, Oscar Mondadori, Milano, 2008.
16. Andersen U.S., *Three Magic Words*, Wilshire Book Co., 1954.

Capitolo 7

1. Robitaille Manouvrier J., *Notre pouvoir de guérison*, Libre Expression, 2005.
2. Armstrong L., *It's Not About the Bike: My Journey Back to Life*, Berkley, 2001.
3. Corneau G., *Revivre*, Les Éditions de l'Homme, 2010.
4. Simonton C., *L'aventure d'une guérison*, Belfond, 1993, trad. it., *L'avventura di una guarigione*, Amrita, Torino, 2006.
5. Pelusi J., "The lived experience of surviving breast cancer", *Oncology Nursing Forum*, vol. 24, n. 8, pagg. 1343-1353, settembre 1997.
6. Perreault A., Bourbonnais F.F., "The experience of suffering as lived by women with breast cancer", *International Journal of Palliative Nursing*, vol. 11, n. 10, pagg. 510, 512-519, ottobre 2005.
7. Gawler I., *You Can Conquer Cancer: Prevention and Management*, Hill of Content, 2001.
8. Meares A., "Regression of osteogenic sarcoma metastases associated with intensive meditation", *Medical Journal of Australia*, vol. 2, n. 9, p. 433, 21 ottobre 1978.
9. Bacci G., Palmerini E., Staals E.L. et al., "Spontaneous regression of lung metastasis from osteosarcoma: A case report", *Journal of Pediatric Hematology/Oncology*, vol. 30, n. 1, pagg. 90-92, gennaio 2008.
10. Serban-Shreiber D., *Anticancer*, Éditions Laffont, 2007, trad. it., *Anticancro. Prevenire e combattere i tumori con le nostre difese naturali*, Sperling & Kupfer, Milano, 2009.

Capitolo 8

1. www.stress.org.
2. Danzinger N., Faillenot I., Peyron R., "Can We Share a Pain We Never Felt? Neural Correlates of Empathy in Patients with Congenital Insensitivity to Pain", *Neuron*, vol. 61, n. 2, pagg. 203-212, 29 gennaio 2009.
3. McTaggart L., *The Field*, Harper Perennial, 2002, trad. it., *Il campo del punto zero. Alla scoperta della forza segreta dell'universo*, Macro Edizioni, Cesena, 2004.

4. Banyan C.D., *The Secret Language of Feelings: A Rational Approach to Emotional Mastery*, Banyan Hypnosis Center, 2002.
5. Radin D.I., "Gut Feelings, Intuition, and Emotions: An Exploratory Study", *The Journal of Alternative and Complementary Medicine*, vol. 11, n. 1, pagg. 85-91, 2005.
6. Giese-Davis J., Collie K., Rancourt K.M. et al., "Decrease in depression symptoms is associated with longer survival in patients with metastatic breast cancer: a secondary analysis", *Journal of Clinical Oncology*, vol. 29, n. 4, pagg. 413-420, 1 febbraio 2011 (pubblicazione elettronica: 13 dicembre 2010).
7. Oh E.S., Seo Y.K., Yoon H.H., "Effects of sub-sonic vibration on the proliferation and maturation of 3T3-L1 cells", *Life Sciences*, vol. 88, n. 3-4, pagg. 169-177, 17 gennaio 2011.
8. Adair R.K., "Vibrational resonances in biological systems at microwave frequencies", *Biophysical Journal*, vol. 82, n. 3, pagg. 1147-1152, marzo 2002.
9. Wachi M. et al., "Recreational music-making modulates natural killer cell activity, cytokines, and mood states in corporate employees", *Medical Science Monitor*, vol. 13, n. 2, pagg. CR57-CR70, febbraio 2007.
10. Rein G., "Biological Effects of Scalar Acoustic Energy: Modulation of DNA", *Proceedings of the United States Psychotronics Association*, Columbus, Ohio, luglio 1998.
11. McCraty R., Atkinson M., Rein G., "Music Enhances the Effect of Positive Emotional States on Salivary IgA", *Stress Medicine*, vol. 12, n. 3, pagg. 167-175.
12. McCraty R., Barrios-Choplin B., Atkinson M. et al., "The Effects of Different Types of Music on Mood, Tension, and Mental Clarity", *Alternative Therapies in Health and Medicine*, vol. 4, n. 1, pagg. 75-84, 1998.
13. Werner K., *Effortless Mastery: Liberating the master musician within*, Jamey Aebersold, 1996.
14. Creath K., Schwartz G.E., "Measuring effects of music, noise, and healing energy using a seed germination bioassay", *Journal of Alternative and Complementary Medicine*, vol. 10, n. 1, pagg.113-122, febbraio 2004.
15. Laccetti M., "Expressive writing in women with advanced breast cancer", *Oncology Nursing Forum*, vol. 34, n. 5, pagg. 1019-1024, settembre 2007.
16. Monti D.A., Peterson C., Kunkel E.J. et al., "A randomized, controlled trial of mindfulness-based art therapy (MBAT) for women with cancer", *Psycho-Oncology*, vol. 15, n. 5, pagg. 363-373, maggio 2006.
17. Svensk A.C., Oster I., Thyme K.E. et al., "Art therapy improves experienced quality of life among women undergoing treatment for breast cancer: A randomized controlled study", *European Journal of Cancer Care (Engl)*", vol. 18, n. 1, pagg. 69-77, gennaio 2009.
18. Bar-Sela G., Atid L., Danos S. et al., "Art therapy improved depression and influenced fatigue levels in cancer patients on chemotherapy", *Psycho-Oncology*, vol. 16, n. 11, pagg. 980-984, novembre 2007.
19. Nainis N., Paice J.A., Ratner J. et al., "Relieving symptoms in cancer: Innovative use of art therapy", *Journal of Pain and Symptom Management*, vol. 31, n. 2, pagg. 162-169, febbraio 2006.

20. Oster I., Svensk A.C., Magnusson E. et al., "Art therapy improves coping resources: A randomized, controlled study among women with breast cancer", *Palliative and Supportive Care*, vol. 4, n. 1, pagg. 57-64, marzo 2006.
21. Petterson M., "Music for healing: The creative arts program at the Ireland Cancer Center", *Alternative Therapies in Health and Medicine*, vol. 7, n. 1, pagg. 88-89, gennaio 2001.
22. Elkins G., Fisher W., Johnson A., "Mind-body therapies in integrative oncology", *Current Treatment Options in Oncology*, vol. 11, nn. 3-4, pagg. 128-140, dicembre 2010.
23. Hilliard R.E., "The effects of music therapy on the quality and length of life of people diagnosed with terminal cancer", *Journal of Music Therapy*, vol. 40, n. 2, pagg. 113-137, estate 2003.
24. Morgan N.P., Graves K.D., Poggi E.A. et al., "Implementing an expressive writing study in a cancer clinic", *The Oncologist*, vol. 13, n. 2, pagg. 196-204, febbraio 2008.
25. Feldman R., *Introduction à la psychologie. Approches contemporaines*, Chenelière/McGraw-Hill, 1993.
26. Bennett M.P., Zeller J.M., Rosenberg L. et al., "The effect of mirthful laughter on stress and natural killer cell activity", *Alternative Therapies in Health and Medicine*, vol. 9, n. 2, pagg. 38-45, marzo-aprile 2003.
27. Hayashi T., Murakami K., "The effects of laughter on post-prandial glucose levels and gene expression in type 2 diabetic patients", *Life Sciences*, vol. 85, nn. 5-6, pagg. 185-187, 31 luglio 2009 (pubblicazione elettronica: 18 maggio 2009).
28. www.patchadams.org.
29. Church D., *The Genie in your Genes*, Energy Psychology Press, 2008, trad. it., *Medicina epigenetica. Felicità e salute attraverso la trasformazione consapevole del DNA*, Edizioni Mediterranee, Roma, 2008.
30. Grinberg-Zylberbaum J., Ramos J., "Patterns of interhemispheric correlation during human communication", *International Journal of Neuroscience*, vol. 36, nn. 1-2, pagg. 41-53, settembre 1987.
31. Press C., Cook J., Blakemore S.J. et al., "Dynamic modulation of human motor activity when observing actions", *International Journal of Neuroscience*, vol. 31, n. 8, pagg. 2792-2800, 23 febbraio 2011.
32. Uithol S., Van Rooij I., Bekkering H. et al., "Understanding motor resonance", *Society for Neuroscience*, pagg. 1-104, marzo 2011.
33. Csikszentmihalyi M., *Flow*, Harper Perennial, 1991, trad. it., *La corrente della vita. La psicologia del benessere interiore*, Frassinelli, Milano, 1992.
34. Williams J.B., Pang D., Delgado B. et al., "A model of gene-environment interaction reveals altered mammary gland gene expression and increased tumor growth following social isolation", *Cancer Prevention Research*, vol. 2, n. 10, pagg. 850-861, ottobre 2009 (pubblicazione elettronica: 29 settembre 2009).
35. Cole S.W. et al., "Social regulation of gene expression in human leukocytes", *Genome Biology*, vol. 8, pag. R189, 2007.
36. Antoni M.H., "The influence of bio-behavioural factors on tumour

biology: Pathways and mechanisms", *Nature Reviews Cancer,* vol. 6, n. 3, pagg. 240-248, 2006.
37. Lutgendorf S.K., DeGeest K., Dahmoush L. et al., "Social isolation is associated with elevated tumor norepinephrine in ovarian carcinoma patients", *Brain Behavior, and Immunity,* vol. 25, n. 2, pagg. 250-255, febbraio 2011 (pubblicazione elettronica: 16 ottobre 2010).
38. Fontaine J.R., Scherer K.R., Roesch E.B. et al., "The world of emotions is not two-dimensional", *Psychological Science,* vol. 18, n. 12, pagg. 1050-1057, dicembre 2007.
39. Beck A., *Cognitive Therapy and the Emotional Disorders,* International Universities Press, 1976.
40. Park N.-J. et al., "Breast cancer risk and immune response in healthy women", *Oncology Nursing Forum,* vol. 33, n. 6, 2006.
41. Andersen, U.S., *Three Magic Words,* Wilshire Book Co., 1954.
42. Schnur J.B., Kafer I., Marcus C. et al., "Hypnosis to manage distress related to medical procedures: A meta-analysis", *Contemporary Hypnosis,* vol. 25, nn. 3-4, pagg. 114-128, 21 agosto 2008.
43. Sohl S.J., Stossel L., Schnur J.B. et al., "Intentions to use hypnosis to control the side effects of cancer and its treatment", *American Journal of Clinical Hypnosis,* vol. 53, n. 2, pagg. 93-100, ottobre 2010.
44. Néron, S. et al., "Effectiveness of hypnotherapy with cancer patients' trajectory: Emesis, acute pain, and analgesia and anxiolysis in procedures", *International Journal of Clinical and Experimental Hypnosis,* vol. 55, n. 3, pagg. 336-354, 2007.
45. Flory N. et al., "Practical Hypnotic interventions during invasive cancer diagnosis and treatment", *Hematology/Oncology Clinics of North America,* vol. 22, n. 4, pagg. 709-725, agosto 2008.
46. Montgomery, G.H., Bovbjerg D.H., Schnur J.B. et al., "A randomized clinical trial of a brief hypnosis intervention to control side effects in breast surgery patients", *Journal of the National Cancer Institute,* vol. 99, n. 17, pagg. 1304-1312, 5 settembre 2007 (pubblicazione elettronica: 28 agosto 2007).
47. Hall H., "Healing mysteries: An interview with Howard Hall, PhD, PsyD", a cura di S. Lewis, *Advances in Mind-Body Medicine,* vol. 22, n. 1, pagg. 28-31, estate 2007.
48. Becker R., Selden G., *The Body Electric,* Harper, 1985.
49. VandeVusse L., Hanson L., Berner M.A. et al., "Impact of self-hypnosis in women on select physiologic and psychological parameters", *Journal of Obstetric, Gynecologic, & Neonatal Nursing,* vol. 39, n. 2, pagg. 159-168, marzo 2010.
50. Halley F.M., "Self-regulation of the immune system through biobehavioral strategies", *Biofeedback and Self-Regulation,* vol. 16, n. 1, pagg. 55-74, marzo 1991.
51. Kovács Z.A., Puskás L.G., Juhász A. et al., "Hypnosis upregulates the expression of immune-related genes in lymphocytes", *Psychotherapy and Psychosomatics,* vol. 77, n. 4, pagg. 257-259, 2008 (pubblicazione elettronica: 25 aprile 2008).
52. Schnur J.B., "A randomized trial of a cognitive-behavioral therapy and

hypnosis intervention on positive and negative affect during breast cancer Radiotherapy", *Journal of Clinical Psychology*, vol. 65, n. 4, pagg.443-455, aprile 2009.
53. Liberman J., *Light: Medicine of the Future*, Bear and Co., 1991.
54. De Craen A.J.M., Roos P.J., De Vries A.L et al., "Effect of colour of drugs: Systematic review of perceived effect of drugs and of their effectiveness", *British Medical Journal*, vol. 313, pagg. 1624-1626, 1996.
55. Virk G., Reeves G., Rosenthal N.E. et al., "Short exposure to light treatment improves depression scores in patients with seasonal affective disorder: A brief report", *International Journal on Disability and Human Development*, vol. 8, n. 3, pagg. 283-286, luglio 2009.

Capitolo 9

1. Ramondetta L.M., Sills D., "Spirituality in gynecological oncology: A review", *International Journal of Gynecological Cancer*, vol. 14, n. 2, pagg.183-201, marzo-aprile 2004.
2. Pelusi J., "The lived experience of surviving breast cancer", *Oncology Nursing Forum*, vol. 24, n. 8, pagg.1343-1353, settembre 1997.
3. Perreault A., Bourbonnais F.F., "The experience of suffering as lived by women with breast cancer", *International Journal of Palliative Nursing*, vol. 11, n. 10, pagg. 510, 512-519, ottobre 2005.
4. Breitbart W., "Spirituality and meaning in supportive care: Spirituality and meaning-centered group psychotherapy interventions in advanced cancer", *Supportive Care in Cancer*, vol. 10, n. 4, pagg. 272-280, maggio 2002 (pubblicazione elettronica: 28 agosto 2001).
5. Ando M., "The efficacy of mindfulness-based meditation therapy on anxiety, depression, and spirituality in Japanese patients with cancer", *Journal of Palliative Medicine*, vol. 12, n. 12, pagg. 1091-1094, 2009.
6. Yang W., Staps T., Hijmans E., "Existential crisis and the awareness of dying: The role of meaning and spirituality", *Omega*, vol. 61, n. 1, pagg. 53-69, 2010.
7. Berger A., *Principles and practice of palliative care and supportive oncology*, Lippincott Williams & Wilkins, 2007.
8. Sinclair S., Mysak M., Hagen N.A., "What are the core elements of oncology spiritual care programs?", *Palliative & Supportive Care*, vol. 7, n. 4, pagg. 415-422, dicembre 2009.
9. Moseley J.B., O'Malley K., Petersen N.J. et al., "A controlled trial of arthroscopic surgery for osteoarthritis of the knee", *New England Journal of Medicine*, vol. 347, n. 2, pagg. 81-88, 11 luglio 2002.
10. Simonton O.C., *Getting Well Again*, Tarcher, Los Angeles, 1978, trad. it., *Ritorno alla salute*, Amrita, Torino, 2005.
11. Boureau F., Leizorovicz A., Caulin F., "The placebo effect in bone metastatic pain", *La Presse Médicale*, vol. 17, n. 21, pag. 1063-1066, 28 maggio 1988.
12. Lipton B., *The Biology of Belief*, Hay House, 2005, trad. it., *La biologia delle credenze*, Macro Edizioni, Cesena, 2006.
13. Garud S., Brown A., Cheifetz A. et al., "Meta-analysis of the placebo

response in ulcerative colitis", *Digestive Diseases and Sciences*, vol. 53, n. 4, pagg. 875-891, aprile 2008 (pubblicazione elettronica: 13 ottobre. 2007).

14. Su C., Lewis J.D., Goldberg B. et al., "A meta-analysis of the placebo rates of remission and response in clinical trials of active ulcerative colitis", *Gastroenterology*, vol. 132, n. 2, pagg. 516-526, febbraio 2007 (pubblicazione elettronica: 20 dicembre 2006).
15. Weihrauch T.R., Gauler T.C., "Placebo-efficacy and adverse effects in controlled clinical trials", *Arzneimittel-Forschung*, vol. 49, n. 5, pagg. 385-393, maggio 1999.
16. Kirsch I., "The Emperor's New Drugs: An Analysis of Antidepressant Medication Data Submitted to the U.S. Food and Drug Administration", *Prevention & Treatment*, vol. 5, n. 23, 15 luglio 2002.
17. Waring D.R., "The antidepressant debate and the balanced placebo trial design: An ethical analysis", *International Journal of Law and Psychiatry*, vol. 31, n. 6, pagg. 453-462, dicembre 2008 (pubblicazione elettronica: 26 ottobre 2008).
18. De Craen A.J.M., Roos P.J., De Vries A.L. et al., "Effect of colour of drugs: Systematic review of perceived effect of drugs and of their effectiveness", *British Medical Journal*, vol. 313, pagg. 1624-1626, 1996.
19. Park N.-J. et al., "Breast cancer risk and immune response in healthy women", *Oncology Nursing Forum*, vol. 33, n. 6, 2006.
20. Rubman S., Goreczny A.J., Brantley P.J. et al., "Pseudocyesis and depression: Etiological and treatment considerations", *Journal of the Louisiana State Medical Society*, vol. 141, n. 11, pagg. 39-41, novembre 1989.
21. Hendricks-Matthews M.K., Hoy D.M., "Pseudocyesis in an Adolescent Incest Survivor", *Journal of Family Practice*, vol. 36, n. 1, pagg. 97-104, gennaio 1993.
22. O'Grady J., Rosenthal M., "Pseudocyesis: A modern perspective on an old disorder", *Obstetrical & Gynecological Survey*, vol. 44, pagg. 500-511, 1989.
23. Csikszentmihalyi M., *Flow*, Harper Perennial, 1991, trad. it., *La corrente della vita. La psicologia del benessere interiore*, Frassinelli, Milano, 1992.
24. Donaldson V.W, "A clinical study of visualization on depressed white blood cell count in medical patients", *Applied Psychophysiology and Biofeedback*, vol. 25, n. 2, giugno 2000, pagg.117-128.
25. Ggruzelier J.H., "A review of the impact of hypnosis, relaxation, guided imagery and individual differences on aspects of immunity and health", *Stress*, vol. 5, n. 2, pagg. 147-163, giugno 2002.
26. Lerner M., *Choices in Healing*, The MIT Press, 1996.
27. Tolle E. *The power of now: A guide to spiritual enlightenment*, Namaste Publishing, 1999, trad. it. *Il potere di adesso*, Armenia, Milano, 2004.
28. Church D., *The Genie in your Genes*, Energy Psychology Press, 2008, trad. it., *Medicina epigenetica. Felicità e salute attraverso la trasformazione consapevole del DNA*, Edizioni Mediterranee, Roma, 2008.
29. Beck R.C., "Mood modification with ELF magnetic fields: A preliminary exploration", *Archaeus*, vol. 4, 1986.

30. Lipton B.H., *The Biology of Belief*, Hay House, 2005, trad. it., *La biologia delle credenze*, Macro Edizioni, Cesena, 2006.
31. Trojak B., Chauvet-Gelinier J.C., Vergès B. et al., "Significant increase in plasma thyroid-stimulating hormone during low-frequency repetitive transcranial magnetic stimulation", *The Journal of Neuropsychiatry and Clinical Neurosciences*, vol. 23, n. 1, pag. E12, autunno 2011.
32. Hodgson B.D., Pyszka B., Henry M.M. et al., "Effect of Photobiomodulation on Vinblastine-Poisoned Murine HERS Cells", *Photomedicine and Laser Surgery*, vol. 29, n. 4, pagg. 233-237, aprile 2011 (pubblicazione elettronica: 23 dicembre 2010).
33. Hallberg O., Johansson O., "Melanoma incidence and frequency modulation (FM) broadcasting", *Archives of Environmental Health*, vol. 57, n. 1, pagg. 32-40, gennaio-febbraio 2002.
34. Mochizuki-Oda N., Kataoka Y., Cui Y. et al., "Effects of near-infra-red laser irradiation on adenosine triphosphate and adenosine diphosphate contents of rat brain tissue", *Neuroscience Letters*, vol. 323, n. 3, pagg. 207-210, 3 maggio 2002.
35. European Environment Agency, "BioInitiative Report", 2007. www.bioinitiative.org/report/index.htm.
36. Li Q., Morimoto K., Kobayashi M. et al., "Visiting a forest, but not a city, increases human natural killer activity and expression of anti-cancer proteins", *International Journal of Immunopathology and Pharmacology*, vol. 21, n. 1, pagg. 117-127, gennaio-marzo 2008.
37. Li Q., Morimoto K., Nakadai A. et al., "Forest bathing enhances human natural killer activity and expression of anti-cancer proteins", *International Journal of Immunopathology and Pharmacology*, vol. 20, n. 2, suppl. 2, pagg. 3-8, aprile-giugno 2007.
38. Li Q., Kobayashi M., Inagaki H. et al., "A day trip to a forest park increases human natural killer activity and the expression of anti-cancer proteins in male subjects", *Journal of Biological Regulators and Homeostatic Agents*, vol. 24, n. 2, pagg. 157-165, aprile-giugno 2010.
39. Elkins G., Fisher W., Johnson A., "Mind-body therapies in integrative oncology", *Current Treatment Options in Oncology*, vol. 11, nn. 3-4, pagg. 128-140, dicembre 2010.
40. Carlson L.E. et al., "One-year pre-post intervention follow-up of psychological, immune, endocrine and blood pressure outcomes of mindfulness-based stress reduction (MBSR) in breast and prostate cancer outpatients", *Brain Behavior, and Immunity*, vol. 21, n. 8, pagg. 1038-1049, 2007.
41. Carlson L.E., Speca M., Patel K.D. et al., "Mindfulness-based stress reduction in relation to quality of life, mood, symptoms of stress and levels of cortisol, dehydroepiandrosterone sulfate (DHEAS) and melatonin in breast and prostate cancer outpatients", *Psychoneuroendocrinology*, vol. 29, n. 4, pagg. 448-474, maggio 2004.
42. Witek-Janusek L., et al., "Effect of mindfulness based stress reduction on immune function, quality of life and coping in women newly diagnosed with early breast cancer", *Brain Behavior, and Immunity*, vol. 22, n. 6, pagg. 969-981, agosto 2008.

43. Matchim Y., "Measuring the psychological impact of mindfulness meditation on health among patients with cancer: A literature review", *Oncology Nursing Forum*, vol. 34, n. 5, pagg. 1059-1066, 2007.
44. Coker, K. "Meditation and prostate cancer: Integrating a mind/body intervention with traditional therapies", *Seminars in Urologic Oncology*, vol. 17, n. 2, pagg. 111-118, 1999.
45. Ando M., "The efficacy of mindfulness-based meditation therapy on anxiety, depression, and spirituality in Japanese patients with cancer", *Journal of Palliative Medicine*, vol. 12, n. 12, pagg. 1091-1094, 2009.
46. Zeidan F., Johnson S.K., Diamond B.J. et al., "Mindfulness meditation improves cognition: Evidence of brief mental training", *Consciousness and Cognition*, vol. 19, n. 2, pagg. 597-605, giugno 2010 (pubblicazione elettronica: 3 aprile 2010).
47. Davidson R.J., Kabat-Zinn J., Schumacher J. et al., "Alterations in brain and immune function produced by mindfulness meditation", *Psychosomatic Medicine*, vol. 65, n. 4, pagg. 564-570, luglio-agosto 2003.
48. Rossi E. et al., "A pilot study of positive expectations and focused attention via a new protocol for optimizing therapeutic hypnosis and psychotherapy and assessed with DNA Microarrays: The creative psychosocial Genomic Healing experience", *Sleep and Hypnosis*, vol. 10, n. 2, pagg. 39-44, 2008.
49. Meares A., "Regression of osteogenic sarcoma metastases associated with intensive meditation", *Medical Journal of Australia*, vol. 2, n. 9, pagg. 433, 21 ottobre 1978.
50. Gawler I., *You Can Conquer Cancer: Prevention and Management*, Hill of Content, 2001.
51. Feldman R., *Introduction à la psychologie. Approches contemporaines*, Chenelière/McGraw-Hill, 1993.
52. Andersen U.S., *Three Magic Words*, Wilshire Book Co., 1954.
53. McTaggart L., *The Field*, Harper Perennial, 2002, trad. it., *Il campo del punto zero. Alla scoperta della forza segreta dell'universo*, Macro Edizioni, Cesena, 2004.
54. Tolle E., *Nouvelle Terre. L'avènement de la conscience humaine*, Ariane Éditions, 2005, trad. it., *Un Nuovo Mondo: riconosci il vero senso della vita*, Oscar Mondadori, Milano, 2008.
55. Braden G., *The Divine Matrix*, Hay House, 2007, trad. it. *La Matrix Divina. Un ponte tra tempo, spazio, miracoli e credenze*, Macro Edizioni, Cesena, 2007.
56. Beauregard M., O'Leary D., *Du cerveau à Dieu*, Guy Trédaniel Éditeur, 2008.
57. Artaud G., *Se connaître soi-même. La crise d'identité de l'adulte*, Les Éditions de l'Homme, 1978.
58. Nelson C., Jacobson C.M., Weinberger M.I., et al., "The role of spirituality in the relationship between religiosity and depression in prostate cancer patients", *Annals of Behavioral Medicine*, vol. 38, n. 2, pagg. 105-114, ottobre 2009.
59. Chandwani K.D., Thornton B., Perkins G.H, et al., "Yoga improves quality of life and benefit finding in women undergoing radiotherapy for

breast cancer", *Journal of the Society for Integrative Oncology*, vol. 8, n. 2, pagg. 43-55, primavera 2010.
60. Danhauer S.C., Tooze J.A., Farmer D.F., et al., "Restorative yoga for women with ovarian or breast cancer: Findings from a pilot study", *Journal of the Society for Integrative Oncology*, vol. 6, n. 2, pagg. 47-58, primavera 2008.
61. Shannahoff-Khalsa D.S., "Patient perspectives: Kundalini Yoga meditation techniques for psycho-oncology and as potential therapies for cancer", *Integrative Cancer Therapies*, vol. 4, n. 1, pagg. 87-100, 2005.
62. Bensoussan S., *Mieux vivre avec le cancer*, Les Éditions de l'Homme, 2009.

Capitolo 10

1. Maio G., Saraeb S., Marchiori A., "Physical activity and PDE5 inhibitors in the treatment of erectile dysfunction: Results of a randomized controlled study", *The Journal of Sexual Medicine*, vol. 7, n. 6, pagg. 2201-2208, giugno 2010 (pubblicazione elettronica: 30 marzo 2010).
2. Hafner-Holter S., Kopp M., Günther V., "Effects of fitness training and yoga on well-being stress, social competence and body image", *Neuropsychiatrie Klinik Diagnostik Therapie und Rehabilitation Organ der Gesellschaft Osterreichischer Nervenarzte und Psychiater*, vol. 23, n. 4, pagg. 244-248, 2009.
3. Barbaric M., Brooks E., Moore L. et al., "Effects of physical activity on cancer survival: A systematic review", *Physiotherapy Canada*, vol. 62, n. 1, pagg. 25-34, inverno 2010 (pubblicazione elettronica: 22 febbraio 2010).
4. Friedenreich C.M., Neilson H.K., Lynch B.M., "State of the epidemiological evidence on physical activity and cancer prevention", *European Journal of Cancer*, vol. 46, n. 14, pagg. 2593-2604, settembre 2010.
5. Tehard B., Friedenreich C.M., Oppert J.M. et al., "Effect of physical activity on women at increased risk of breast cancer: Results from the E3N cohort study", *Cancer Epidemiology, Biomarkers & Prevention*, vol. 15, n. 1, pagg. 57-64, gennaio 2006.
6. Kenfield S.A., Stampfer M.J., Giovannucci E. et al., "Physical activity and survival after prostate cancer diagnosis in the health professionals follow-up study", *Journal of Clinical Oncology*, vol. 29, n. 6, pagg. 726-732, 20 febbraio 2011 (pubblicazione elettronica: 4 gennaio 2011).
7. Almeida P.W., Gomes-Filho A., Ferreira A.J. et al., "Swim training suppresses tumor growth in mice", *Journal of Applied Physiology*, vol. 107, n. 1, pagg. 261-265, luglio 2009 (pubblicazione elettronica: 28 maggio 2009).
8. Collins A., Hill L.E., Chandramohan Y. et al., "Exercise improves cognitive responses to psychological stress through enhancement of epigenetic mechanisms and gene expression in the dentate gyrus", *PLoS One*, vol. 4, n. 1, pag. e4330, 2009 (pubblicazione elettronica: 30 gennaio 2009).
9. Shephard R.J., Verde T.J., Thomas S.G. et al., "Physical activity and the

immune system", *Canadian Journal of Applied Sport Sciences*, vol. 16, n. 3, pagg. 169-185, settembre 1991.
10. Shephard R.J., Rhind S., Shek P.N., "Exercise and the immune system: Natural killer cells, interleukins and related responses", *Sports Medicine*, vol. 18, n. 4, pagg. 340-369, novembre 1994.
11. Wang J., Song H., Tang X. et al., "Effect of exercise training intensity on murine T-regulatory cells and vaccination response", pubblicazione elettronica: 16 marzo 2011.
12. Andersen, U.S., *Three Magic Words*, Wilshire Book Co., 1954.
13. Liberman J., *Light: Medicine of the Future*, Bear and Co., 1991.
14. Mitchell D.L., Fernandez A.A., Nairn R.S. et al., "Ultraviolet A does not induce melanomas in a Xiphophorus hybrid fish model", *Proceedings of the National Academy of Science of the USA*, vol. 107, n. 20, pagg. 9329-9334, 18 maggio 2010 (pubblicazione elettronica: 3 maggio 2010).
15. Watson A., "Photochemotherapy for mycosis fungoides: Current status", *Australasian Journal of Dermatology*, vol. 38, n. 1, pagg. 9-11, febbraio 1997.
16. Oh E.Y., Ansell C., Nawaz H. et al., "Global breast cancer seasonality", *Breast Cancer Research and Treatment*, vol. 123, n. 1, pagg. 233-243, agosto 2010 (pubblicazione elettronica: 4 febbraio 2010).
17. Tuohimaa P., Pukkala E., Scélo G., "Does solar exposure, as indicated by the non-melanoma skin cancers, protect from solid cancers: Vitamin D as a possible explanation", *European Journal of Cancer*, vol. 43, n. 11, pagg. 1701-1712, luglio 2007 (pubblicazione elettronica: 30 maggio 2007).
18. Kricker A., Armstrong B., "Does sunlight have a beneficial influence on certain cancers?", *Progress in Biophysics and Molecula Biology*, vol. 92, n. 1, pagg. 132-139, settembre 2006 (pubblicazione elettronica: 28 febbraio 2006).
19. Porojnicu A.C., Robsahm T.E., Dahlback A. et al., "Seasonal and geographical variations in lung cancer prognosis in Norway: Does Vitamin D from the sun play a role?", *Lung Cancer*, vol. 55, n. 3, pagg. 263-270, marzo 2007 (pubblicazione elettronica: 17 gennaio 2007).
20. Porojnicu A.C., Dahlback A., Moan J., "Sun exposure and cancer survival in Norway: Changes in the risk of death with season of diagnosis and latitude", *Advances in Experimental Medicine and Biology*, vol. 624, pagg. 43-54, 2008.
21. Ainsleigh H.G., "Beneficial effects of sun exposure on cancer mortality", *Preventive Medicine*, vol. 22, n. 1, pagg. 132-140, gennaio 1993.
22. Grant W.B., "Good evidence exists that solar ultraviolet-B and vitamin D reduce the risk of ovarian cancer", *American Journal of Obstetrics & Gynecology*, vol. 203, n. 5, pag. e10, risposta dell'autore pagg. e10-e11, novembre 2010 (pubblicazione elettronica: 3 giugno 2010).
23. Grant W.B., "An estimate of premature cancer mortality in the U.S. due to inadequate doses of solar ultraviolet-B radiation", *Cancer*, vol. 94, n. 6, pagg. 1867-1875, 15 marzo 2002.
24. Apperly F.L., "The relation of solar radiation to cancer mortality in North America", *Cancer Research*, vol. 1, pagg. 191-195.

25. Boscoe F.P., Schymura M.J., "Solar ultraviolet-B exposure and cancer incidence and mortality in the United States, 1993-2002", *BMC Cancer,* vol. 6, pag. 264, 10 novembre 2006.
26. Mohr S.B., Garland C.F., Gorham E.D. et al., "Ultraviolet B irradiance and vitamin D status are inversely associated with incidence rates of pancreatic cancer worldwide", *Pancreas,* vol. 39, n. 5, pagg. 669-674, luglio 2010.
27. Mohr S.B., Garland C.F., Gorham E.D. et al., "Relationship between low ultraviolet B irradiance and higher breast cancer risk in 107 countries", *Breast Journal,* vol. 14, n. 3, pagg. 255-260, maggio-giugno 2008 (pubblicazione elettronica: 17 aprile 2008).
28. Osborne J.E., Hutchinson P.E., "Vitamin D and systemic cancer: Is this relevant to malignant melanoma?", *British Journal of Dermatology,* vol. 147, n. 2, pagg. 197-213, agosto 2002.
29. Krishnan A.V., Peehl D.M., Feldman D., "The role of vitamin D in prostate cancer", *Recent Results in Cancer Research,* vol. 164, pagg. 205-221, 2003.
30. Toriola A.T., Surcel H.M., Calypse A. et al., "Independent and joint effects of serum 25-hydroxyvitamin D and calcium on ovarian cancer risk: A prospective nested case-control study", *European Journal of Cancer,* vol. 46, n. 15, pag. 2799-2805, ottobre 2010 (pubblicazione elettronica: 18 giugno 2010).
31. Ooi L.L., Zheng Y., Zhou H. et al., "Vitamin D deficiency promotes growth of MCF-7 human breast cancer in a rodent model of osteosclerotic bone metastasis", *Bone,* vol. 47, n. 4, pagg. 795-803, ottobre 2010 (pubblicazione elettronica: 16 luglio 2010).
32. Mezawa H., Sugiura T, "Serum vitamin D levels and survival of patients with colorectal cancer: Post-hoc analysis of a prospective cohort study", *BMC Cancer*, vol. 10, pag. 347, 2 luglio 2010.
33. Goodwin P.J., Ennis M., Pritchard K.I. et al., "Prognostic effects of 25-hydroxyvitamin D levels in early breast cancer", *Journal of Clinical Oncology*, vol. 27, n. 23, pagg. 3757-3763, 10 agosto 2009 (pubblicazione elettronica: 18 maggio 2009).
34. Spina C., Tangpricha V., Yao M. et al., "Colon cancer and solar ultraviolet B radiation and prevention and treatment of colon cancer in mice with vitamin D and its Gemini analogs", *The Journal of Steroid Biochemistry and Molecular Biology*, vol. 97, nn. 1-2, pagg. 111-120, ottobre 2005 (pubblicazione elettronica: 8 settembre 2005).
35. Giovannucci E., "The epidemiology of vitamin D and cancer incidence and mortality: A review (United States)", *Cancer Causes & Control*, vol. 16, n. 2, pagg. 83-95, marzo 2005.
36. Padillo F.J., Ruiz-Rabelo J.F., Cruz A. et al., "Melatonin and celecoxib improve the outcomes in hamsters with experimental pancreatic cancer", *Journal of Pineal Research*, vol. 49, n. 3, pagg. 64-70, ottobre 2010.
37. Mao L., Cheng Q., Guardiola-Lemaître B. et al., "In vitro and in vivo antitumor activity of melatonin receptor agonists", *Journal of Pineal Research*, vol. 49, n. 3, pagg. 210-221, ottobre 2010.
38. Sánchez-Barceló E.J., Cos S., Fernández R. et al., "Melatonin and

mammary cancer: A short review", *Endocrine-Related Cancer*, vol. 10, n. 2, pagg. 153-159, giugno 2003.

39. Cos S., Sánchez-Barceló E. J., "Melatonin, experimental basis for a possible application in breast cancer prevention and treatment", *Histology & Histopathology*, vol. 15, n. 2, pagg. 637-647, aprile 2000.
40. Blask D.E., "Melatonin, sleep disturbance and cancer risk", *Sleep Medicine Reviews*, vol. 13, n. 4, pagg. 257-264, agosto 2009 (pubblicazione elettronica: 17 dicembre 2008).
41. Davis S., Mirick D.K., "Circadian disruption, shift work and the risk of cancer: A summary of the evidence and studies in Seattle", *Cancer Causes & Control*, vol. 17, n. 4, pagg. 539-545, maggio 2006.
42. Franzese E., Nigri G., "Night work as a possible risk factor for breast cancer in nurses: Correlation between the onset of tumors and alterations in blood melatonin levels", *Professioni Infermieristiche*, vol. 60, n. 2, pagg. 89-93, aprile-giugno 2007.
43. Costa G., Haus E., Stevens R., "Shift work and cancer – considerations on rationale, mechanisms, and epidemiology", *Scandinavian Journal of Work, Environment & Health*, vol. 36, n. 2, pagg. 163-179, 2010.
44. Garland F.C., Garland C.F., Gorham E.D. et al., "Geographic variation in breast cancer mortality in the United States: A hypothesis involving exposure to solar radiation", *Preventive Medicine*, vol. 19, n. 6, pagg. 614-622, novembre 1990.
45. Sanzo M., Colucci R., Arunachalam M. et al., "Stress as a possible mechanism in melanoma progression", *Dermatology Research and Practice*, vol. 2010, pagg. 483-493, 2010 (pubblicazione elettronica: 27 maggio 2010).
46. Saul A. et al., "Chronic stress and susceptibility to skin cancer", *Journal of the National Cancer Institute*, vol. 97, n. 23, 7 dicembre 2005.
47. Lohmeier L., "Let the sun shine in", *East West*, pagg. 36-43, luglio 1986.
48. Wu J., Dauchy R.T., Tirrell P.C. et al., "Light at night activates IGF-1R/PDK1 signaling and accelerates tumor growth in human breast cancer xenografts", *Cancer Research*, vol. 71, n. 7, pagg. 2622-2631, 1 aprile 2011 (pubblicazione elettronica: 10 febbraio 2011).
49. Stevens R. et al., "Artificial lighting in the industrialized world: Circadian disruption and breast cancer", *Cancer Causes & Control*, vol. 17, n. 4, pagg. 501-507, 2006.
50. Schernhammer E.S., Laden F., Speizer F.E. et al., "Rotating night shifts and risk of breast cancer in women participating in the nurses' health study", *Journal of the National Cancer Institute*, vol. 93, n. 20, pagg. 1563-1568, 17 ottobre 2001.
51. Schernhammer E.S., Laden F., Speizer F.E. et al., "Night-shift work and risk of colorectal cancer in the nurses' health study", *Journal of the National Cancer Institute*, vol. 95, n. 11, pagg. 825-828, 4 giugno 2003.
52. Reed V.A., "Shift work, light at night, and the risk of breast cancer", *AAOHN Journal*, vol. 59, n. 1, pagg. 37-45, gennaio 2011 (23 dicembre 2010).
53. Stevens R. et al., "Meeting report: The role of environmental lighting and circadian disruption in cancer and other diseases", *Environmental Health Perspectives*, vol. 115, n. 9, pagg. 1357-1362, settembre 2007.

54. Verkasalo P.K., Lillberg K., Stevens R.G. et al., "Sleep duration and breast cancer: A prospective cohort study", *Cancer Research*, vol. 65, n. 20, pagg. 9595-9600, 15 ottobre 2005.
55. Andersen M.L., Ribeiro D.A., Bergamaschi C.T. et al., "Distinct effects of acute and chronic sleep loss on DNA damage in rats", *Progress in Neuro-Psychopharmacology & Biological Psychiatry*, vol. 33, n. 3, pagg. 562-567, 30 aprile 2009 (pubblicazione elettronica: 28 febbraio 2009).
56. Ziemann A.E., Allen J.E., Dahdaleh N.S. et al., "The amygdala is a chemosensor that detects carbon dioxide and acidosis to elicit fear behavior", *Cell*, vol. 139, n. 5, pagg. 1012-1021, 25 novembre 2009.
57. Krieger A.C., Green D., Cruz M.T. et al., "Predictors of oxidative stress in heart failure patients with Cheyne-Stokes respiration", *Sleep & Breathing*, 20 novembre 2010.
58. Billhult A., Lindholm C., Gunnarsson R. et al., "The effect of massage on immune function and stress in women with breast cancer: A randomized controlled trial", *Autonomic Neuroscience*, vol. 150, nn. 1-2, pagg. 111-115, 5 ottobre 2009 (pubblicazione elettronica: 18 aprile 2009).
59. Billhult A., Lindholm C., Gunnarsson R. et al., "The effect of massage on cellular immunity, endocrine and psychological factors in women with breast cancer: A randomized controlled clinical trial", *Autonomic Neuroscience*, vol. 140, nn. 1-2, pagg. 88-95, giugno 2008 (pubblicazione elettronica: 12 maggio 2008).
60. Hernandez-Reif M., Ironson G., Field T. et al., "Breast cancer patients have improved immune and neuroendocrine functions following massage therapy", *Journal of Psychosomatic Research*, vol. 57, n. 1, pagg. 45-52, luglio 2004.
61. Hernandez-Reif M., Ironson G., Field T et al., "Natural killer cells and lymphocytes increase in women with breast cancer following massage therapy", *International Journal of Neuroscience*, vol. 115, n. 4, pagg. 495-510, aprile 2005.
62. Noto Y., Kudo M., Hirota K., "Back massage therapy promotes psychological relaxation and an increase in salivary chromogranin A release", *Journal of Anesthesia*, vol. 24, n. 6, pagg. 955-958, dicembre 2010 (pubblicazione elettronica: 5 agosto 2010).
63. Noto Y., Kitajima M., Kudo M. et al., "Leg massage therapy promotes psychological relaxation and reinforces the first-line host defense in cancer patients", *Journal of Anesthesia*, vol. 24, n. 6, pagg. 827-831, dicembre 2010 (pubblicazione elettronica: 26 ottobre 2010).
64. Goodfellow L.M., "The effects of therapeutic back massage on psychophysiologic variables and immune function in spouses of patients with cancer", *Nursing Research*, vol. 52, n. 5, pagg. 318-328, settembre-ottobre 2003.
65. Cassileth B.R., Keefe F.J., "Integrative and behavioral approaches to the treatment of cancer-related neuropathic pain", *The Oncologist*, vol. 15, suppl. 2, pagg. 19-23, 2010.
66. Cassileth B.R., Trevisan C., Gubili J., "Complementary therapies for cancer pain", *Current Pain and Headache Report*, vol. 11, n. 4, pagg. 259-265, agosto 2007.

67. Bensoussan S., *Mieux vivre avec le cancer*, Les Éditions de l'Homme, 2009.
68. Schulz S., Laessle R.G., "Associations of negative affect and eating behavior in obese women with and without binge eating disorder", *Eating and Weight Disorders*, vol. 15, n. 4, pagg. e287-e293, dicembre 2010.
69. Béliveau R., Gingras D., *Les aliments contre le cancer*, Éditions Trécarré, 2005, trad. it., *Alimentazione anti-cancro*, Sperling & Kupfer, Milano, 2006.
70. Béliveau R., Gingras D., *Cuisiner avec les aliments contre le cancer*, Éditions Trécarré, 2009, trad. it., *Le ricette anti-cancro. Prevenire i tumori con i cibi giusti*, Sperling & Kupfer, Milano, 2010.

Capitolo 11

1. www.cancer.org.
2. LeShan L., *Cancer as a turning point*, E.P. Dutton, 1990.
3. Simonton C., *L'aventure d'une guérison*, Belfond, 1993, trad. it., *L'avventura di una guarigione*, Amrita, Torino, 2006.
4. Bennette G., "Psychic and cellular aspects of isolation and identity impairment in cancer: A dialectic of alienation", *Annals of the New York Academy of Sciences*, vol. 164, n. 2, pagg. 352-364, 14 ottobre 1969.
5. Thomas C.B., "Closeness to parents and the family constellation in a prospective study of five disease states: suicide, mental illness, malignant tumor, hypertension, and coronary heart disease", *The Johns Hopkins Medical Journal*, vol. 134, pagg. 251-270, 1973.
6. Corniou M., "Cancer. Une maladie des origines?", *Science et Vie*, pagg. 74-77, aprile 2011.
7. Burmeister M., Mcinnis M.G., Zollner S., "Psychiatric genetics: Progress amid controversy", *Nature Reviews Genetics*, vol. 9, n. 7, pagg. 527-540, luglio 2008.
8. Braden G., *The Divine Matrix*, Hay House, 2007, trad. it. *La Matrix Divina. Un ponte tra tempo, spazio, miracoli e credenze*, Macro Edizioni, Cesena, 2007.
9. Ventegodt S., Hermansen T.D., Flensborg-Madsen T. et al., "Human development VII: A spiral fractal model of fine structure of physical energy could explain central aspects of biological information, biological organization and biological creativity", *Scientific World Journal*, vol. 6, pagg. 1434-1440, 14 novembre 2006.
10. Laszlo E., *The Interconnected Universe: Conceptual Foundations of Transdisciplinary Unified Theory*, World Scientific, Singapore, 1995.
11. Kenny P.A., Lee G.Y., Bissell M.J., "Targeting the tumor microenvironment", *Frontiers in Bioscience*, vol. 12, pagg. 3468-3474, 1 maggio 2007.
12. Ronnov-Jessen L., Bissell M.J., "Breast cancer by proxy: Can the microenvironment be both the cause and consequence?", *Trends in Molecular Medicine*, vol. 15, n. 1, pagg. 5-13, gennaio 2009 (pubblicazione elettronica: 16 dicembre 2008).
13. McTaggart L., *The Field*, Harper Perennial, 2002, trad. it., *Il campo del punto zero. Alla scoperta della forza segreta dell'universo*, Macro Edizioni, Cesena, 2004.

14. Beauregard M., O'Leary D., *Du cerveau à Dieu*, Guy Trédaniel Éditeur, 2008.
15. Lipton B.H., *The Biology of Belief*, Hay House, 2005, trad. it., *La biologia delle credenze*, Macro Edizioni, Cesena, 2006.
16. Virk G., Reeves G., Rosenthal N.E. et al., "Short exposure to light treatment improves depression scores in patients with seasonal affective disorder: A brief report", *International Journal on Disability and Human Development*, vol. 8, n. 3, pagg. 283-286, luglio 2009.
17. Trojak B., Chauvet-Gelinier J.C., Vergès B. et al., "Significant increase in plasma thyroid-stimulating hormone during low-frequency repetitive transcranial magnetic stimulation", *The Journal of Neuropsychiatry and Clinical Neurosciences*, vol. 23, n. 1, pag. e12, autunno 2011.
18. McCraty R., "The Energetic Heart: Bioelectromagnetic Communication Within and Between People", in Rosch P.J., Markov M.S. (a cura di), *Clinical Applications of Bioelectromagnetic Medicine*, Marcel Dekker, 2004.
19. McFadden J., "Synchronous Firing and Its Influence on the Brain's Electromagnetic Field Evidence for an Electromagnetic Field Theory of Consciousness", *Journal of Consciousness Studies*, vol. 9, n. 4, pagg. 23-50.
20. Press C., Cook J., Blakemore S. J. et al., "Dynamic modulation of human motor activity when observing actions", *The Journal of Neuroscience*, vol. 31, n. 8, pagg. 2792-2800, 23 febbraio 2011.
21. Uithol S., Van Rooij I., Bekkering H. et al., "Understanding motor resonance", *Society for Neuroscience*, pagg. 1-10, 4 marzo 2011.
22. Grinberg-Zylberbaum J., Ramos J., "Patterns of interhemispheric correlation during human communication", *International Journal of Neuroscience*, vol. 36, nn. 1-2, pagg. 41-53, settembre 1987.
23. Kelly R., *The Human Antenna*, Energy Psychology Press, 2008.
24. Nobili R., "Schrödinger wave holography in brain cortex", *Physical Review A*, vol. 32, n. 6, pagg. 3618-3626, dicembre 1985.
25. Nobili R., "Ionic waves in animal tissues", *Physical Review A*, vol. 35, n. 4, pagg. 1901-1922, 15 febbraio 1987.
26. Pert C., *Molecules of Emotion*, Scribner, 1997, trad. it., *Molecole di emozioni*, Tea, Milano, 2011.
27. Chopra D., *Ageless Body, Timeless Mind: The Quantum Alternative to Growing Old*, Harmony Books, 1994.
28. Andersen U.S., *Three Magic Words*, Wilshire Book Co., 1954.
29. Jibu M., Hagan S., Hameroff S.R. et al., "Quantum optical coherence in cytoskeletal microtubules: Implications for brain function", *BioSystems*, vol. 32, n. 3, pagg. 195-209, 1994.
30. Lipton B.H., *The Biology of Belief*, Hay House, 2005, trad. it., *La biologia delle credenze*, Macro Edizioni, Cesena, 2006.
31. Yan X., Han J., Zhang Z. et al., "Lung cancer A549 cells migrate directionally in DC electric fields with polarized and activated EGFRs", *Bioelectromagnetics*, vol. 30, n. 1, pagg. 29-35, gennaio 2009.
32. Church D., *The Genie in your Genes*, Energy Psychology Press, 2008, trad. it., *Medicina epigenetica. Felicità e salute attraverso la trasformazione consapevole del DNA*, Edizioni Mediterranee, Roma, 2008.

33. Mycielska M.E., Djamgoz M.B., "Cellular mechanisms of direct-current electric field effects: Galvanotaxis and metastatic disease", *Journal of Cell Science*, vol. 117, pt 9, pagg. 1631-1639, 1 aprile 2004.
34. Djamgoz M.B., Mycielska M.E., Madeja Z. et al., "Directional movement of rat prostate cancer cells in direct-current electric field: Involvement of voltagegated Na + channel activity", *Journal of Cell Science*, vol. 114, pt 14, pagg. 2697-2705, luglio 2001.
35. Tolle E., *Nouvelle Terre. L'avènement de la conscience humaine*, Ariane Éditions, 2005, trad. it., *Un Nuovo Mondo: riconosci il vero senso della vita*, Oscar Mondadori, Milano, 2008.
36. Burgio G.R., "Biologic individuality between genetics and environment: On the formation of the biologic ego", *Monatsschrift Kinderheilkunde*, vol. 133, n. 4, pagg. 201-206, aprile 1985.
37. Ainsworth C., "Cell biology: The story of i", *Nature*, vol. 440, pagg. 730-733, 6 aprile 2006 (pubblicazione elettronica: 5 aprile 2006).
38. Serban-Shreiber D., *Anticancer*, Éditions Laffont, 2007, trad. it., *Anticancro. Prevenire e combattere i tumori con le nostre difese naturali*, Sperling & Kupfer, Milano, 2009.
39. Petrowski N., "Guérir à en mourir", *La Presse*, 25 giugno 2011.
40. Servan-Schreiber D., *On peut se dire au revoir plusieurs fois*, Éditions Robert Laffont, 2011, trad. it., *Ho vissuto più di un addio*, Sperling & Kupfer, Milano, 2011.

Conclusioni

1. www.who.int/mediacentre/news/releases/2003/pr27/fr/index.html.
2. Bennette G., "Psychic and cellular aspects of isolation and identity impairment in cancer: A dialectic of alienation", *Annals of the New York Academy of Sciences*, vol. 164, n. 2, pagg. 352-364, 14 ottobre 1969.
3. Rechis R., Neal C., McGoldrick D., "LIVESTRONG at school: Changing classroom talk about cancer", *Journal of Cancer Education*, vol. 25, n. 1, pagg. 127-128, marzo 2010.
4. Pelletier K.R., "A review and analysis of the clinical – and cost-effectiveness studies of comprehensive health promotion and disease management programs at the worksite: 1998-2000 update", *American Journal of Health Promotion*, vol. 16, n. 2, pagg. 107-116, novembre-dicembre 2001.
5. Lazarou J., Pomeranz B.H., Corey P.N., "Incidence of adverse drug reactions in hospitalized patients: A meta-analysis of prospective studies", *Journal of the American Medical Association*, vol. 279, n. 15, pagg. 1200-1205, 15 aprile 1998.
6. Shealy N., *Soul Medicine*, Energy Psychology Press, 2006.
7. Lemay E., "Un record d'antidépresseurs", *Le Journal de Montréal*, pag. 5, 6 ottobre 2009.
8. Yang W., Staps T., Hijmans E., "Existential crisis and the awareness of dying: The role of meaning and spirituality", *Omega*, vol. 61, n. 1, pagg. 53-69, 2010.
9. Pelusi J., "The lived experience of surviving breast cancer", *Oncology Nursing Forum*, vol. 24, n. 8, pagg. 1343-1353, settembre 1997.

10. Ramondetta L.M., Sills D., "Spirituality in gynecological oncology: A review", *International Journal of Gynecological Cancer*, vol. 14, n. 2, pagg. 183-201, marzo-aprile 2004.
11. Perreault A., Bourbonnais F.F., "The experience of suffering as lived by women with breast cancer", *International Journal of Palliative Nursing*, vol. 11, n. 10, pagg. 510, 512-519, ottobre 2005.
12. Coward D.D., "The lived experience of self-transcendence in women with advanced breast cancer", *Nursing Science Quarterly*, vol. 3, n. 4, pagg. 162-169, inverno 1990.
13. Breitbart W., "Spirituality and meaning in supportive care: Spirituality – and meaning – centered group psychotherapy interventions in advanced cancer", *Supportive Care in Cancer*, vol. 10, n. 4, pagg. 272-280, maggio 2002 (pubblicazione elettronica: 28 agosto 2001).
14. White M., Verhoef M., "Cancer as part of the journey: The role of spirituality in the decision to decline conventional prostate cancer treatment and to use complementary and alternative medicine", *Integrative Cancer Therapies*, vol. 5, n. 2, pagg. 117-122, giugno 2006.
15. Carlson L.E. et al., "One-year pre-post intervention follow-up of psychological, immune, endocrine and blood pressure outcomes of mindfulness-based stress reduction (MBSR) in breast and prostate cancer outpatients", *Brain Behavior, and Immunity*, vol. 21, n. 8, pagg. 1038-1049, 2007.
16. Witek-Janusek L. et al., "Effect of mindfulness based stress reduction on immune function, quality of life and coping in women newly diagnosed with early breast cancer", *Brain Behavior, and Immunity*, vol. 22, n. 6, pagg. 969-981, agosto 2008.
17. Matchim Y., "Measuring the psychological impact of mindfulness meditation on health among patients with cancer: A literature review", *Oncology Nursing Forum*, vol. 34, n. 5, pagg. 1059-1066, 2007.
18. Coker K., "Meditation and prostate cancer: Integrating a mind/body intervention with traditional therapies", *Seminars in Urologic Oncology*, vol. 17, n. 2, pagg. 111-118, 1999.
19. Ando M., "The efficacy of mindfulness-based meditation therapy on anxiety, depression, and spirituality in Japanese patients with cancer", *Journal of Palliative Medicine*, vol. 12, n. 12, pagg. 1091-1094, 2009.
20. Elkins G., Fisher W., Johnson A., "Mind-body therapies in integrative oncology", *Current Treatment Options in Oncology*, vol. 11, nn. 3-4, pagg. 128-140, dicembre 2010.
21. Ahmed N., Ahmedzai S., Vora V. et al., "Supportive care for patients with gastrointestinal cancer", *Cochrane Database of Systematic Reviews*, n. 3, 2004.
22. Jacobsen P.B., "Clinical practice guidelines for the psychosocial care of cancer survivors: Current status and future prospects", *Cancer*, vol. 115, suppl. 18, pagg. 4419-4429, 15 settembre 2009.
23. Berger A., *Principles and practises of palliative care and supportive oncology*, Lippincott Williams & Wilkins, 2007.
24. Sinclair S., Mysak M., Hagen N.A., "What are the core elements of oncology spiritual care programs?", *Palliative & Supportive Care*, vol. 7, n. 4, pagg. 415-422, dicembre 2009.

25. Cassileth B.R., Keefe F.J., "Integrative and behavioral approaches to the treatment of cancer-related neuropathic pain", vol. 15, suppl. 2, pagg. 19-23, 2010.
26. Cassileth B.R., Trevisan C., Gubili J., "Complementary therapies for cancer pain", *Current Pain and Headache Report*, vol. 11, n. 4, pagg. 265-269, agosto 2007.

Made in the USA
Monee, IL
18 October 2026

66048461R00132

UNIVERSALE
ECONOMICA
FELTRINELLI / SAGGI